Daniel Marx

Faktor Mensch

Sicheres Handeln in kritischen Situationen

MEDI-LEARN Verlag GbR

Autor: Daniel Marx
Co-Autoren: Linda Richter, Sebastian Segelhorst, Arne Pagenberg

ISBN-13: 978-393802-95-3

Herausgeber:
MEDI-LEARN Verlag GbR
Elisabethstraße 9, 35037 Marburg/Lahn

Herstellung:
MEDI-LEARN Kiel
Dorfstraße 57, 24107 Ottendorf
Tel. 0431 78025-0, Fax 0431 78025-262
E-Mail redaktion@medi-learn.de
www.medi-learn.de

Lektorat:
Denise Drdacky

Layout und Satz:
Fritz Ramcke, Kristina Junghans

Illustration:
Daniel Lüdeling

Druck:
Löhnert-Druck

1. Auflage 2013

Wichtiger Hinweis für alle Leser
Die Medizin ist als Naturwissenschaft ständigen Veränderungen und Neuerungen unterworfen. Sowohl die Forschung als auch klinische Erfahrungen führen dazu, dass der Wissensstand ständig erweitert wird. Dies gilt insbesondere für medikamentöse Therapie und andere Behandlungen. Alle Dosierungen oder Applikationen in diesem Buch unterliegen diesen Veränderungen.
Obwohl das MEDI-LEARN Team größte Sorgfalt in Bezug auf die Angabe von Dosierungen oder Applikationen hat walten lassen, kann es hierfür keine Gewähr übernehmen. Jeder Leser ist angehalten, durch genaue Lektüre der Beipackzettel oder Rücksprache mit einem Spezialisten zu überprüfen, ob die Dosierung oder die Applikationsdauer oder -menge zutrifft. Jede Dosierung oder Applikation erfolgt auf eigene Gefahr des Benutzers. Sollten Fehler auffallen, bitten wir dringend darum, uns darüber in Kenntnis zu setzen.

Inhalt

Vorwort

Mit dem vorliegenden Skript geht nicht nur ein langer Wunsch, sondern auch die Bewältigung einer große Herausforderung in Erfüllung. Seit 2007 versuchen wir mit unserem Tagesseminar „Faktor Mensch", eine Tür zu öffnen um Einblicke in die komplexe Welt menschlicher Stärken und Schwächen in kritischen Situationen zu ermöglichen. Und mit jedem Tagesseminar haben wir dazugelernt, neue Impulse bekommen, Anekdoten und Fallberichte aufgenommen.
Dadurch konnten wir unserem Anspruch einer authentischen und realitätsnahen Fortbildung gerecht werden.

Früh wurde uns klar, dass zu einer solchen Fortbildung auch ein entsprechendes Skript gehört. Da wir in der Vergangenheit aber häufig selbst Opfer furchtbarer Fortbildungen und noch schrecklicheren Hand-Outs geworden sind, waren die Ansprüche an dieses Skript enorm. Nachvollziehbar sollte es sein, lesenswert, bunt und überhaupt: interaktiv! Neben zahlreichen Fotos und Grafiken haben wir daher auch Arbeitsanregungen und QR-Codes eingestreut, die euch zu interessanten Links und Videos führen. Da sich Teilbereiche dieses Skriptes der menschlichen Psyche widmen und kognitive Zusammenhänge auf den ersten Blick eher abstrakt wirken, haben wir außerdem zahlreiche Beispiele und Kasuistiken eingefügt. Diese Beispiele entsprechen zum Teil realen Ereignissen, zum Teil sind sie aber auch modifiziert oder komplett konstruiert. Ihre Aufgabe soll es sein, komplexe Sachverhalte zu verdeutlichen und eine Brücke in die Realität zu schlagen.
Das Skript richtet sich gleichermaßen an Mitarbeiter des Rettungsdienstes wie auch Pflegepersonal und Mediziner. Daher nutzen wir ganz bewusst Fallbeispiele aus der Präklinik und der Anästhesie. Wir haben weitgehend auf Fremdwörter verzichtet und hoffen, den Ansprüchen jedes Lesern gerecht zu werden. Wie im Tagesseminar möchten wir euch im Skript das „Du" anbieten. Wir arbeiten gemeinsam auf Augenhöhe und teilen mitunter sehr persönliche Erlebnisse, denn die gemeinsame Arbeit am Menschen verbindet. Nicht immer haben wir die weibliche Form für die Anrede benutzt. Aus den Inhalten des Skriptes geht sicherlich hervor, dass wir keinerlei Unterschied zwischen Menschen machen. Ob Chefärztin oder Praktikant – wir alle unterliegen dem menschlichen Faktor. Zur besseren Lesbarkeit haben wir daher auf /innen verzichtet.

Wir sind Notfallmediziner, Rettungsdienstler, Pflegekräfte. Das Skript ist das Ergebnis langjähriger Arbeit, Erfahrung und Recherche. Wir sind keine Psychologen, Juristen oder Ökonomen, daher erheben wir keinen Anspruch auf Vollständigkeit. Natürlich kommen zahlreiche Themen zu kurz, manche Bereiche sind nur „angeschnitten" und daher unvollständig. Aber es ist ein Anfang und wir sind uns sicher, dass dieses Skript eine Weiterentwicklung erfahren wird.

Wir wünschen viel Lesespaß. Wir hoffen auf bleibende „Aha-Effekte" und gelegentliches Schmunzeln. Und natürlich freuen wir uns über Rückmeldungen, denn nur durch euer Feedback können wir uns weiterentwickeln.

Daniel Marx
Bielefeld, 10. März 2013

Erläuterungen:

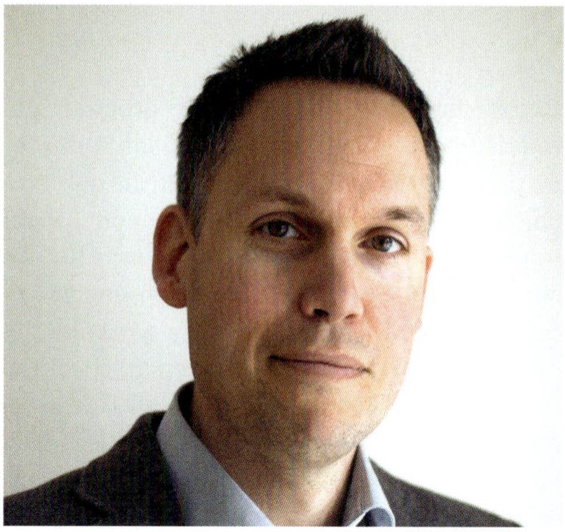

Daniel Marx

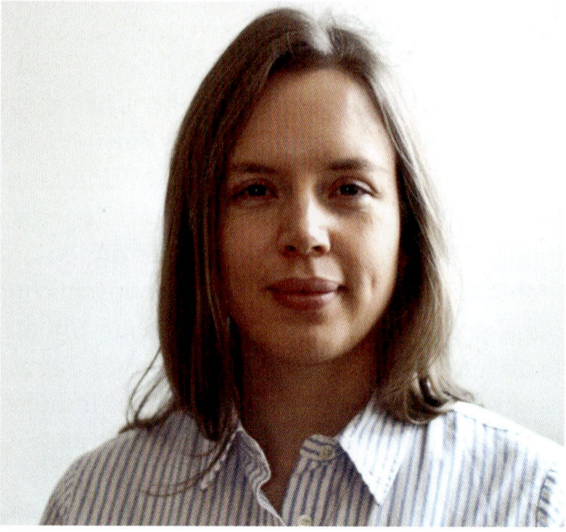

Dr. Linda Richter

Daniel Marx, geb. 1974, begann nach seinem Zivildienst im Bielefelder Rettungsdienst das Studium der Humanmedizin an der Ruhr-Universität Bochum und der Universität Duisburg-Essen. Die Approbation erhielt er 2003. Seit 2009 ist Daniel Facharzt für Anästhesie und Intensivmedizin und verfügt über die Zusatzbezeichnung Notfallmedizin. Als Mitarbeiter der Klinik für Anästhesie, operative Intensivtherapie, Notfallmedizin und Schmerztherapie am Klinikum Bielefeld-Mitte besetzt er dort die Notarztstandorte Bielefeld-Mitte (NEF und ITW) sowie den Rettungshubschrauber Christoph 13. Er verfügt außerdem über die LNA-Qualifikation nach BÄK und ist TraumaManagement®-Instruktor.

Seit 2007 beschäftigt sich Daniel intensiv mit dem Thema Human Factor im Gesundheitswesen sowie Simulationstraining und entwickelte in den vergangenen Jahren das Ausbildungskonzept „Faktor Mensch – Sicheres Handeln in kritischen Situationen." Schwerpunktmäßig vermittelt er die Inhalte von Faktor Mensch dabei an ärztliche Mitarbeiter/innen und Rettungsdienste sowie verschiedene Einrichtungen des Gesundheitswesens. Am Klinikum Bielefeld-Mitte ist er außerdem an der Entwicklung eines Fehlermeldesystems beteiligt.

Daniel ist Mitglied der DIVI, AGNNW und dem Aktionsbündnis Patientensicherheit.

Dr. Linda Richter, geb. 1981, begann nach dem Studium der Anglistik und Promotion im Jahr 2008 eine Ausbildung zur Rettungsassistentin. Zuvor war sie bereits seit 2006 als Rettungssanitäterin tätig. Seit 2013 ist Linda als Lehrrettungsassistentin in der Stadt Herford tätig. Durch die Tätigkeit als Dozentin am Studieninstitut für Westfalen-Lippe (Fachbereich Medizin und Rettungswesen) war Linda bereits zu einem frühen Zeitpunkt in die Entwicklung des Ausbildungskonzeptes von „Faktor Mensch – Sicheres Handeln in kritischen Situationen" involviert. Seit 2010 ist sie Dozentin für Faktor Mensch und „Crew Resource Management"-Trainerin gemäß der Inhalte nach JAR OPS 3/ EU-OPS.

Linda ist Mitglied im Verein Menschen in komplexen Arbeitswelten e.V. sowie dem Aktionsbündnis Patientensicherheit (AG Bildung und Training).

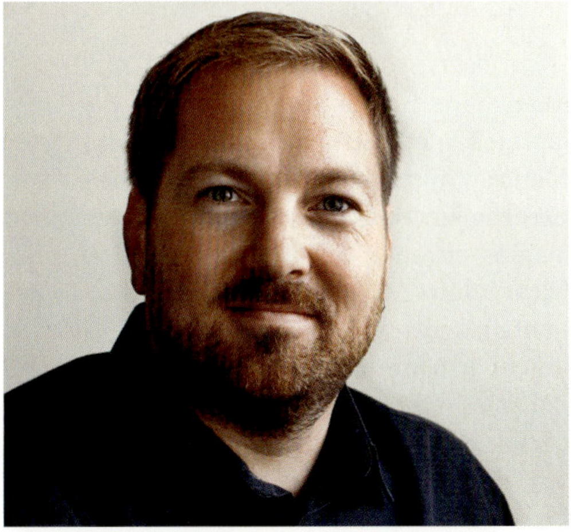

Arne Pagenberg, B. Sc. Health communication

Arne Pagenberg, geb. 1975, schnupperte erstmalig während seines Zivildienstes 1996 bei der Berufsfeuerwehr Bielefeld Rettungsdienstluft. Nach einem kurzen Abstecher in den Eventbereich kehrte Arne Ende 2003 in den Rettungsdienst zurück und absolvierte nebenberuflich seine Ausbildung zum Rettungsassistenten.

Von 2008–2011 studierte er „nebenbei" Gesundheitskommunikation an der Universität Bielefeld und schloss das Studium erfolgreich mit dem Bachelor of Science in Health communication / Public health ab. Seine Schwerpunkte waren dabei Medienkonzeption, Publishing, Social Media und Fotografie.

Dem Rettungsdienst bleibt er seit Mitte 2012 ehrenamtlich im Bereich SEG & Sanitätsdienste treu.

Seit Mitte 2012 ist er in der Creos – Lernideen und Beratung GmbH als Trainer, Dozent und Berater im Bereich Gesundheitswesen tätig.

Seit 2011 unterrichtet er als Dozent für Faktor Mensch schwerpunktmäßig Mitarbeiter/innen der Rettungsdienste. Zudem ist Arne seit 2012 als Erste-Hilfe-Ausbilder tätig.

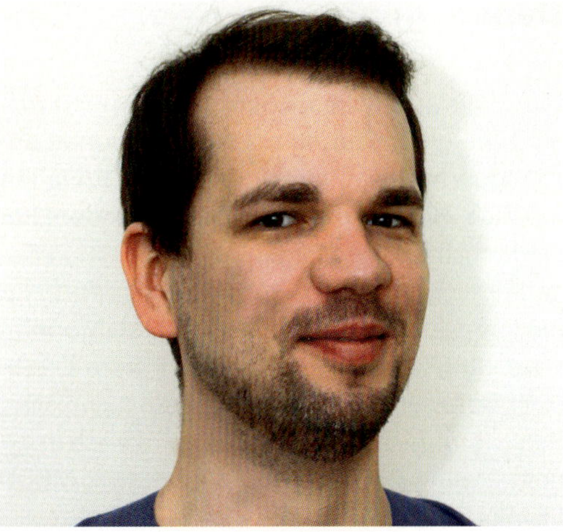

Sebastian Segelhorst

Sebastian Segelhorst, geb. 1981, hat nach seiner Ausbildung zum Gesundheits- und Krankenpfleger 2005 den Funktionsbereich der Anästhesiepflege gewählt. Seit 2012 ist er als Fachgesundheits- und Krankenpfleger für Intensivpflege und Anästhesie an der Klinik für Anästhesiologie und operative Intensivmedizin am Klinikum Bielefeld-Mitte tätig. Dort gehört u. a. die Ausbildung von Rettungsdienstpraktikanten, GKP-Schülern und neuen Mitarbeitern zu seinen Aufgaben.

Ein weiterer Interessenschwerpunkt liegt im Bereich medizinischer Simulation und Fehlermeldesysteme. Seit 2011 ist er Faktor Mensch-Dozent und unterrichtet überwiegend Mitarbeiter/innen aus Gesundheits- und Krankenpflege sowie der Fachweiterbildung.

Danksagung

Die Realisierung dieses Skriptes war nur durch die Hilfe guter Freundinnen und Freunde sowie geschätzter Kolleginnen und Kollegen möglich. Hier möchte ich mich besonders bei Linda Richter, Arne Pagenberg, Sebastian Segelhorst, Sven Anger, Romina Ostendorf, Janina und Johannes Kleideiter, Marco Monnig, Uwe Langenberg und dem Team vom Christoph Dortmund bedanken. Für die technische Realisierung dieses Skriptes danke ich meinem Freund Christian Weier und dem MEDI-LEARN-Team in Kiel.

Mein ganz persönlicher Dank für die langjährige Unterstützung des Konzeptes „Faktor Mensch" gilt meiner Familie, die meine körperliche und oft auch geistige Abwesenheit klaglos ertragen hat und mir viel Kraft gibt. Nicht zuletzt bedanke ich mich bei meinen Patienten und meinem Arbeitsumfeld. Sind es doch vor allem die gemachten Erfahrungen, die mir immer wieder verdeutlichen, welch treuer Begleiter die menschlichen Faktoren sind. Mit allen Vor- und Nachteilen!

1 Einführung & Historie

„Irren ist menschlich"

1.1 Faktor Mensch in der Luftfahrt

Ende der 1970er Jahre forschte die NASA intensiv an den Ursachen für Flugunfälle. 1979 präsentierte man im Rahmen eines Workshops erstmals die Forschungsergebnisse. Erstaunlicherweise waren offenbar menschliche Fehler die Ursache schwerer Zwischenfälle und Unfälle im Luftverkehr. Der Anteil wurde auf 75 % beziffert. Damit konnte erstmals belegt werden, dass in den meisten Fällen nicht etwa technisches Versagen oder Materialermüdung zu Flugunfällen führten sondern menschliche Faktoren wie Kommunikation, situative Wahrnehmung, Entscheidungsfindung, Risikomanagement und Führungsverhalten (siehe auch „The dirty dozen"). Aus diesem Workshop erwuchs ein Trainingskonzept namens Cockpit Resource Management (CRM). Als erste Fluggesellschaft begann United Airlines im Jahre 1981 mit einem umfassenden, jährlich zu wiederholenden CRM-Training für ihre Besatzungen, andere Fluggesellschaften sollten folgen. Mitte der achtziger Jahre war CRM bei fast allen Fluggesellschaften verbreitet. Jetzt wurde ergänzend zum Führungsverhalten auch die Teamdynamik berücksichtigt, diese Erweiterung spiegelt sich auch im neuen Begriff Crew Resource Management (CRM) wider.

In den folgenden Jahren entstanden weitere Konzepte: Multi Crew Cooperation (MCC) ist ein Trainingsformat mit einem Schwerpunkt auf Kooperation innerhalb eines Teams. Gegenseitige Unterstützung, die Anwendung von Checklisten, Arbeitsaufteilung und standardisierte Kommunikation stehen im Mittelpunkt dieses Konzeptes.

Mittlerweile ist das CRM-Training als modulares Kurssystem verpflichtend. Dabei müssen die wesentlichen Inhalte innerhalb von drei Jahren erlangt und danach regelmäßig wiederholt werden. Dies gilt für alle Besatzungen, die in der gewerblichen Luftfahrt tätig sind (Europäische Regelung nach JAR-OPS 3). Interessant ist, dass diese Ausbildung nicht nur für Flugzeug- und Hubschrauberpiloten gilt, sondern ausdrücklich auch andere Besatzungsmitglieder (inklusive das Boden-

Infobox

„The dirty dozen" ist eine Sammlung klassischer Human-Factor-Probleme. Wer also ein CRM- oder MCC-Training durchführt, kommt an diesem „dreckigen Dutzend" nicht vorbei:

- Mangel an Kommunikation
- Mangel an Teamwork
- Mangel an Wissen
- Mangel an Ressourcen
- Mangel an Aufmerksamkeit
- Mangel an Durchsetzungsfähigkeit
- Selbstgefälligkeit
- Normen – Druck
- Stress – Ermüdung und Erschöpfung
- Ablenkung

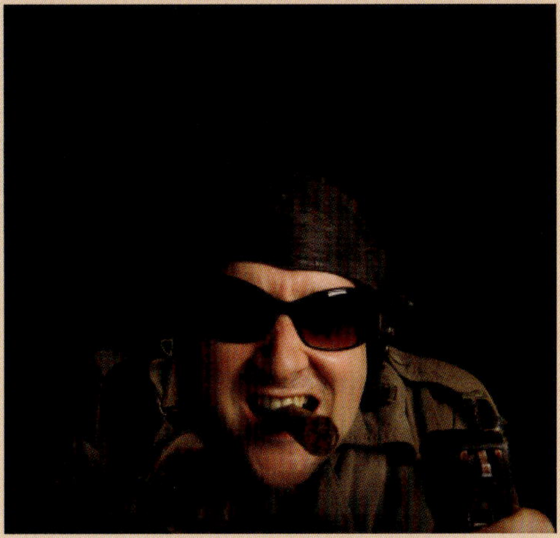

personal) mit einschließt. Das Konzept wird mittlerweile weit über den ursprünglichen Bereich hinaus angewendet – von Maintenance Resource Management (MRM) als Oberbegriff für alle, die mit der Wartung von Flugzeugen und Hubschraubern beschäftigt sind, bis hin zum Maritime Resource Management in der gewerblichen Schifffahrt. Gleiche oder ähnliche Konzepte finden sich bei Raffinerien oder Anbietern von Kernenergie. Für Rettungsdienst, Klinik und Feuerwehr gab es bisher keine gesetzlichen Vorgaben und dementsprechend auch keine entsprechenden Ausbildungskonzepte.

(Quelle: Helmreich, R.L., Merritt, A.C., & Wilhelm, J.A. (1999). The evolution of Crew Resource Management training in commercial aviation. International Journal of Aviation Psychology, 9(1), 19–32.)

1.2 Hochrisiko-Arbeitsplätze

Zeitschriften, Katastrophenfilme oder Dokumentationen erwecken den Eindruck, dass hauptsächlich Atomkraftwerke, Flugzeugcockpits und riesige Fabriken sogenannte Hochrisikobereiche darstellen. Hier gelten hohe Sicherheitsbestimmungen, hier wird an Fehlerursachen und deren Vermeidung geforscht. Aber was macht diese Arbeitsplätze eigentlich so riskant und sind es die einzigen Bereiche mit Katastrophenpotential?

Als gemeinsame Merkmale der Hochrisikobereiche oder auch der sogenannten komplexen Arbeitsumgebungen gelten: Der Bereich ist groß, es sind enorme Datenmengen zu verarbeiten. Er ist vernetzt, das heißt, alle Elemente sind miteinander verbunden und hängen ähnlich einem Fischernetz voneinander ab. Greife ich oben links in ein Fischernetz hinein und ziehe daran, dann bewegt sich das Netz noch weit entfernt von dieser Stelle. Auch in einer vernetzten Umgebung können Veränderungen in einem Bereich Auswirkungen auf ganz andere Bereiche haben. Die Anlagen haben oft eine erhebliche Eigendynamik: Anstelle statisch zu sein und sich nicht weiterzuentwickeln, sind die Reaktionen beispielsweise in einem Atomkraftwerk auch ohne menschliche Einflussnahme dynamisch. Zeitverzögerungen machen den Mitarbeitern zu schaffen: Ihre Maßnahmen zeigen oft erst nach Minuten, Stunden, im Fall von Nuklearanlagen sogar erst nach Tagen und Wochen eine Wirkung. Eingriffe ins System können zeitlich so kritisch sein, dass sie unmittelbar erfolgen und damit unvorhersehbare Komplikationen verursachen.

Das kommt euch alles irgendwie bekannt vor? Richtig – auch unsere Arbeitsumgebung im Rettungswagen, im Schockraum oder auf der Intensivstation erfüllt all diese Merkmale. Große Situationen können der unübersichtliche Verkehrsunfall auf der Landstraße sein, das Polytrauma im Schockraum, das uns all unsere Konzentration abverlangt oder aber die umfangreiche Übergabe auf der Intensivstation. Vernetztheit betrifft in komplexen Umgebungen jeden Menschen. Verändere ich die Körpertemperatur, wirkt sich das unter Umständen auf die Gerinnung aus. Eine medikamentöse Blutdrucksenkung kann zwar den Brustschmerz reduzieren, aber auch zu einer Synkope führen.

Einzelne Patienten, aber auch komplette Einsatzabläufe entwickeln mitunter eine gewisse Eigendynamik. Viele unserer Maßnahmen und Medikamente entfalten ihre volle Wirkung erst zeitverzögert. So kann es passieren, dass wir den Patienten bereits in der Klinik übergeben haben und die Notaufnahme 30 Minuten später von einer Atemdepression überrascht wird, da wir die Antagonisierung der Opiatintoxikation nicht übergeben hatten (Rebound-Effekt).

Auch wenn es auf den ersten Blick nicht so erscheint: die Arbeitsbereiche der medizinischen Akutversorgung sind lehrbuchmäßig komplex und damit sicherlich ein Hochrisikobereich. Glücklicherweise ist nicht nur die Betriebsstruktur der Hochrisikobereiche vergleichbar sondern auch die Entstehung und das Management möglicher Probleme. Und deshalb ist es gar nicht nötig, die Fehler der Luftfahrt und großer Industrieanlagen zu wiederholen; wir können direkt aus ihnen lernen.

1.3 Was kann die Medizin von der Luftfahrt lernen?

Wo stehen wir, wo möchten wir hin? Unter dem Gesichtspunkt des „Faktor Mensch" befindet sich der Rettungsdienst und die klinische Medizin in einer Position, die durchaus mit der Luftfahrt der frühen 80er Jahre vergleichbar ist. Technische Innovationen haben die akutmedizinischen Arbeitsbereiche zwar deutlich komplexer, aber sicherer gemacht. Präklinisch war es noch in den 80er Jahren schwierig, ein Kammerflimmern von einer Asystolie zu unterscheiden. Heute erledigt das ein AED in Sekundenschnelle und kann darüber hinaus einen zuverlässigen Therapievorschlag machen. Alarmtöne weisen uns darauf hin, dass der Beatmungsschlauch diskonnektiert wurde oder der Patient eine Tachykardie entwickelt, technische Zwangsfunktionen verhindern eine Beatmung mit weniger als 21 % Sauerstoff.

Allerdings muss bei diesem technischen Fangnetz immer berücksichtigt werden, dass nur ein kleiner Teil der möglichen Komplikationen technisch erfasst werden. Auch bleibt eine Geräteintervention in aller Regel auf eine Alarmierung beschränkt, die Komplikation an sich werden maschinell kaum lösbar sein. Und genau hier spielt der Mensch als maßgeblicher Koordinator die entscheidende Rolle. Neben der Erfassung möglicher Warnhinweise und der korrekten Interpretation sind vor allem die daraus entstehenden Entscheidungen und Maßnahmen ein elementarer Bestandteil der Patientenversorgung.

In der heutigen Ausbildung von Medizinern und medizinischem Assistenzpersonal stellen wir fest, dass die Vermittlung von Fachwissen die höchste Priorität genießt. Manuelle Fähigkeiten wie die Herzdruckmassage, die Anlage von Kathetern oder diagnostische Maßnahmen werden in verschiedenen Praktika geschult. Mit dem Berufseinstieg erfolgt dann die technische Einweisung auf zahlreiche Geräte, vom EKG über den Perfusor bis hin zum Respirator.

Allerdings haben die wenigsten Studenten oder Auszubildenden Kenntnisse über das Potential oder die Risiken ihres eigenen Verhaltens erworben. Kommunikation, Teamarbeit, interdisziplinäre Entscheidungsprozesse, Risikoabwägungen oder der Umgang mit persönlichem Fehlverhalten spielen im Gegensatz zu anderen Industriebereichen nahezu gar keine Rolle in medizinischen Ausbildungsgängen. Dabei können wir so viel von der Luftfahrt lernen. Allein die Zahlen in der folgenden Grafik sprechen für sich:

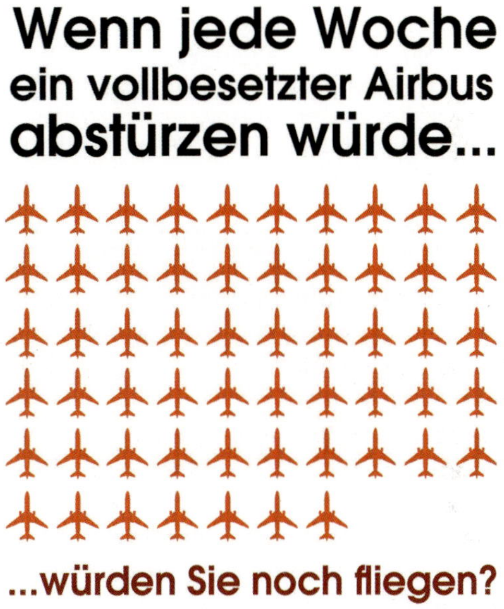

ILR: 24 Mio Flugpassagiere/2009 (BRD) entspricht ca. 80.000 A330 (ca. 300 Sitzplätze)
APS/BMG: 17.000 Todesfälle aufgrund von Behandlungsfehlern etspricht ca 57 Airbus A330

Nach Einführung regelmäßiger CRM-Trainings ist die Anzahl menschlich verursachter Zwischenfälle dramatisch gesunken. Fliegen ist damit viel sicherer als Autofahren geworden. Und viel sicherer als eine medizinische Versorgung:

Einer Schätzung des Aktionsbündnisses Patientensicherheit und dem AOK Bundesverband nach sterben alleine in Deutschland jedes Jahr ca. 17.000 Patienten durch menschliches Versagen. Umgerechnet auf 24 Millionen Flugpassagiere in 2009 (BRD) würde das bedeuten, dass jede Woche ein vollbesetzter Airbus A330 über Deutschland abstürzen würde. Eine andere, häufig zitierte Studie ist der sogenannte IOM-Report „To err is human" aus dem Jahr 1999. Basierend auf der Auswertung von 45.000 Patientenakten konnte empirisch ermittelt werden, dass in den USA jedes Jahr ca. 44.000-98.000 Patienten infolge menschlicher Fehler sterben (Institute of Medicine, 1. Nov. 1999 „To err is human"). Es ist daher davon auszugehen, dass sowohl in den USA als auch in Deutschland mehr Patienten durch Behandlungsfehler als durch Verkehrsunfälle ums Leben kommen!

1.4 Simulationstraining zur Bewältigung kritischer Ereignisse

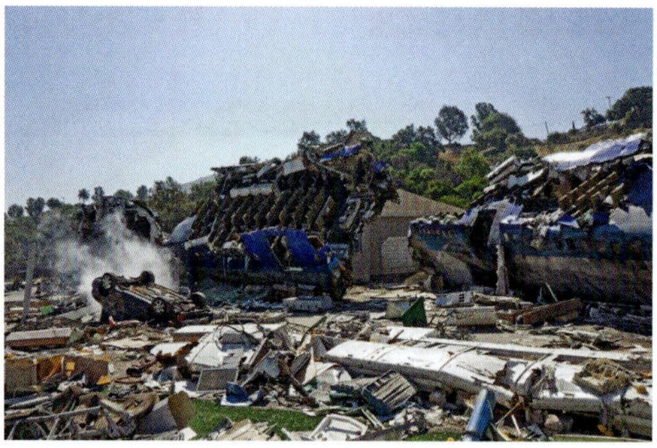

Entgegen der allgemeinen Vorstellung trainieren die Crews im Simulator nicht alleine das Fliegen. Ein wesentlicher Anteil des Trainings entfällt auf „menschliche Faktoren" wie Kooperation, Kommunikation und das Verhalten in kritischen Ereignissen (Wetterbedingungen, Turbinenausfall, Vogelschlag etc.). So werden auch schwerste Zwischenfälle beherrschbar. Als gutes Beispiel dient die Notlandung einer A320 auf dem Hudson River, New York am 15. Januar 2009. Neben fliegerischem Know-how führte Pilot Sullenberger die erfolgreiche Notwasserung maßgeblich darauf zurück, dass er sich als CRM-Ausbilder immer wieder intensiv mit dem Verhalten in kritischen Situationen auseinandergesetzt hatte. Hier hat CRM das Leben der Crew, der Passagiere und nicht zuletzt unzähliger New Yorker gerettet.

1.5 In der Luftfahrt ist vieles besser, warum nur?!

Ein kleiner, wenn auch entscheidender Unterschied zur Luftfahrt besteht allerdings: Im direkten Kostenvergleich zwischen einem Flugzeugabsturz und einem Patienten gewinnt immer der Flugzeugabsturz. Unabhängig von anderen Einflüssen wie beispielsweise der medialen Aufmerksamkeit schlägt ein Zwischenfall oder Unfall in der Luftfahrt deutlich härter auf die Bilanz als der einsame Tod eines Menschen in einem kleinen Krankenhaus am Rande der Stadt.
In der Luftfahrtbranche arbeiten also sicherlich nicht die besseren Menschen. Aber der finanzielle Druck sorgt immerhin dafür, dass sich einige Verfahren etabliert haben und eine solide Sicherheits- und Fehlerkultur entstanden ist.
Was hindert uns daran, diese zum Teil mühsam gewonnenen Erkenntnisse in das Gesundheitswesen zu übertragen?

Ein weiterer Unterschied im Vergleich „Luftfahrt/Gesundheitswesen" ist die Etablierung internationaler Institutionen wie beispielsweise ICAO, EU, EASA, Eurocontrol oder JAA. Hier werden in internationaler Abstimmung Standards und Sicherheitsaspekte koordiniert und überwacht. Die Nichteinhaltung dieser Standards kann den Ausschluss (und damit das wirtschaftliche Ende) einer Fluggesellschaft bedeuten. Nun stellen wir uns einfach mal vor, es existiere eine internationale Organisation für Patientensicherheit. Und stellen wir uns außerdem vor, diese Organisation wäre in der Lage, Kliniken zu schließen oder Trägern des Rettungsdienstes die Konzession zu entziehen, wenn gravierende Sicherheitsmängel auftreten. Es ist schon erstaunlich, dass es gar keine einheitliche Sicherheitsstandards oder eine Sicherheitszertifizierung im Gesundheitswesen gibt (Qualitätsmanagement darf an dieser Stelle nicht mit Risiko- und Sicherheitsmanagement verwechselt werden!).

2 Ich & das Team

„Great teams are made, not born"

Man kann stundenlang vor dem Spiegel verbringen und doch gelingt es einem kaum, ein halbwegs objektives Bild von sich selbst zu erhalten. Interessanter als die Frage nach dem „wer ich bin" ist allerdings die Frage nach dem „wie bin ich". Eine gute Selbstreflektion ist die Grundvoraussetzung für eine realistische Einschätzung des eigenen Verhaltens.
Die Einschätzung und Beurteilung meiner Mitmenschen gelingt mir da viel schneller und wir haben sie alle kennengelernt: den Sorgfältigen, den Chaoten, den Mitläufern, den Choleriker. Jeder Mensch in meiner Umgebung ist gekennzeichnet von angeborenen Charakterzügen und erworbenen Einstellungen. Er spielt situationsabhängige Rollen und unterliegt einer Tagesform, die wiederum zahlreichen Einflussgrößen unterworfen ist.
Unter bestimmten Voraussetzungen treffen nun die unterschiedlichsten Charaktere aufeinander und bilden eine Gruppe, die zum Beispiel auf den Bus wartet oder einem Straßenmusiker zuhört. Bis zum Team ist es aber noch ein weiter Weg und es müssen einige grundsätzliche Bedingungen erfüllt sein, bevor eine Gruppe zum Team heranwächst. Neben den gemeinsamen Aufgaben und Zielen spielen ähnliche Werte oder Normen eine wesentliche Rolle. Nicht zuletzt die Differenzierung in verschiedene Teamrollen und die Entwicklung einer Teamstruktur runden die Entwicklung eines effektiven Teams ab.

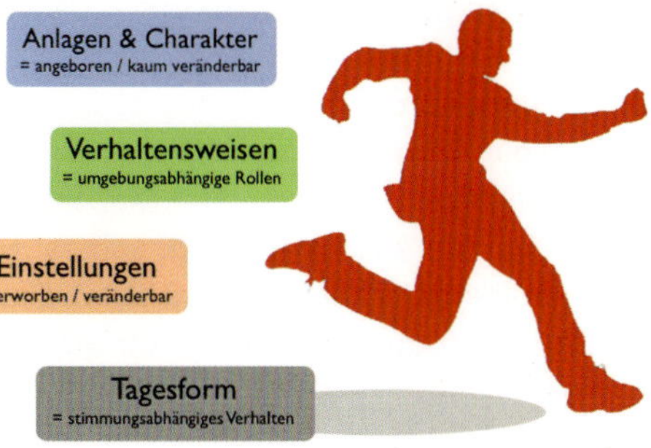

2.1 Persönlichkeit

Wo Menschen zusammenarbeiten, da treffen verschiedene Persönlichkeiten aufeinander. Das kann gelegentlich inspirierend sein, oftmals die Teamkompetenz bereichern, aber hin- und wieder auch Konflikte verursachen. Der Machtkampf zweier Führungscharaktere ist ein Beispiel, aber auch die Lähmung des gesamten Schockraum-Teams durch den cholerischen Wutausbruch eines Unfallchirurgen.

2.2 Anlagen / Charakter (= angeboren / kaum veränderbar)

Das charakterliche Wesen eines Menschen ist vermutlich überwiegend genetisch, zum Teil aber auch durch seine Umwelt geprägt. Diese Prägung ist meist schon im frühen Kindesalter erkennbar und im Laufe des Lebens gar nicht oder nur sehr schwer veränderbar. Das Modell nach H. Eysenck unterscheidet hier stabile und instabile sowie introvertierte und extrovertierte Charakterzüge. Daraus ergeben sich vier Grundtypen: den pessimistischen Melancholiker, den impulsiven Choleriker, den passiven Phlegmatiker, sowie den interessierten Sanguiniker.
Solche charakterlichen Grundtypen sind uns durchaus bekannt, zum besseren Verständnis schauen wir einmal auf die Persönlichkeiten in Entenhausen:

- **Donald Duck:** Der chaotische, extrovertierte und bisweilen sogar cholerische Typ.
- **Dagobert Duck:** Der nörgelige Pessimist. Und was sein Geld angeht, sogar ziemlich ängstlich!
- **Daniel Düsentrieb:** Der Erfinder. Kontrolliert und bedächtig, gleichzeitig aber eher introvertiert.
- **Tick, Trick und Track:** Obwohl noch sehr

jung, verfügen sie über erstaunliche Führungsqualitäten und haben (nicht zuletzt auch wegen ihrer Pfandfinder-Fibel) gute Ideen, die oftmals das ganze Team entscheidend voranbringen.

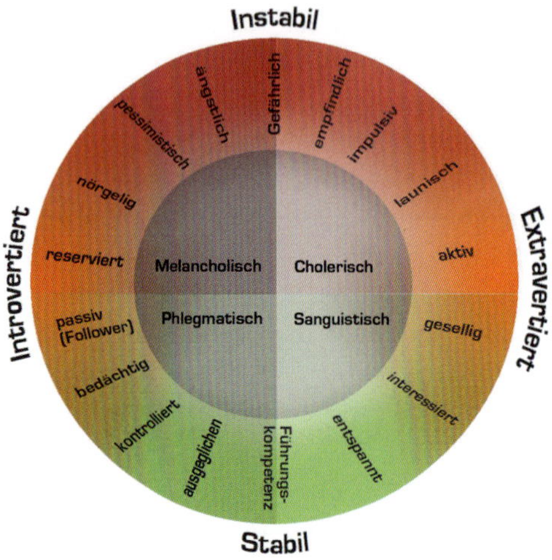

Persönlichkeitsmodell n. Eysenck
Dieses Eysenck-Modell ist sicherlich diskussionswürdig und berücksichtigt nicht alle Aspekte einer Persönlichkeitsanalyse. Wir möchten mit diesem Modell auch nur eine sehr vereinfachte Darstellung menschlicher Charaktereigenschaften anbieten. Für tiefergehende Persönlichkeitsaspekte verweisen wir auf aktuellere Veröffentlichungen.

2.3 Verhaltensweisen (= umgebungsabhängige Rollen)

In Abhängigkeit unserer Umwelt erfüllen wir eine spezifische Rolle. Diese wurde uns entweder übertragen oder wir haben sie uns erarbeitet. Mit dem Wechsel unserer Umgebungen wechseln wir oftmals auch die Rolle, wir passen uns der Situation an. Dabei kann das Verhalten ganz unterschiedlich sein. Ein Beispiel: Oberarzt Meyer ist in der Klinik als „harter Hund" bekannt. Er ist ungeduldig, verlangt Disziplin und kann mitunter auch sehr laut werden. Kaum aber kommt er nach Hause, dürfen ihm seine Kinder und sogar der Familienhund nach Belieben auf der Nase herumtanzen. Im Sportverein hingegen ist er ein beliebter Rechtsaußen-Spieler, dem die anschließende Geselligkeit wichtiger als der sportliche Erfolg ist. Ein anderes Beispiel ist der erfahrene Rettungsassistent, der mit seiner Familie auf dem Weg in den Urlaub an einem schweren Verkehrsunfall anhält und in seiner „Familien-Rolle" plötzlich mit Stresssymptomen konfrontiert ist, die er im Dienst schon seit Jahren nicht mehr wahrgenommen hat. Hier vermisst der Assistent nicht nur Blaulicht und Notfallrucksack, sondern auch die Eigenschaften seiner beruflichen Rolle.

2.4 Einstellungen (= erworben/ veränderbar)

Einstellungen sind die erworbenen, also veränderbaren Anteile unserer Persönlichkeit. Basierend auf den Erfahrungen haben sie sich über Jahre entwickelt und wurden – oft unbewusst – unserem Verhalten hinzugefügt. Dort drücken sie unseren Entscheidungen und Handlungen ihren ganz individuellen Stempel auf, leider nicht immer im positiven Sinne! Die folgenden sieben Negativ-Einstellungen sind in Hochrisiko-Arbeitsbereichen brandgefährlich! Sie ersetzen eine objektive Beurteilung durch subjektive Empfindungen und stellen die persönliche Befriedigung über das Wohl anderer. Auf positive Einstellungen wie „Sorgfalt" oder „Empathie" gehen wir nicht weiter ein, da sie keine unmittelbar negativen/gefährlichen Auswirkungen auf unser Verhalten haben.

- **Impulsivität** – Mach irgendwas, schnell! Hier stehen emotionale Entscheidungen im Vordergrund. Oft können diese Menschen die Pause für das Nachdenken nicht ertragen. Statt verschiedene Handlungen abzuwägen setzen sie das um, was ihnen als erstes in den Sinn kommt („Bauchgefühl"). Siehe dazu auch das Kapitel „Entscheidungsprozesse".
- **Macho** – Ich mach das schon, ich hab das im Griff. Der Macho ist ein „Macher" und genießt die Außenwirkung seines Handelns. Teamwork ist nicht so seine Sache, Hilfe holen auch nicht. Warum auch, immerhin kann er fast alles alleine. Oft wird

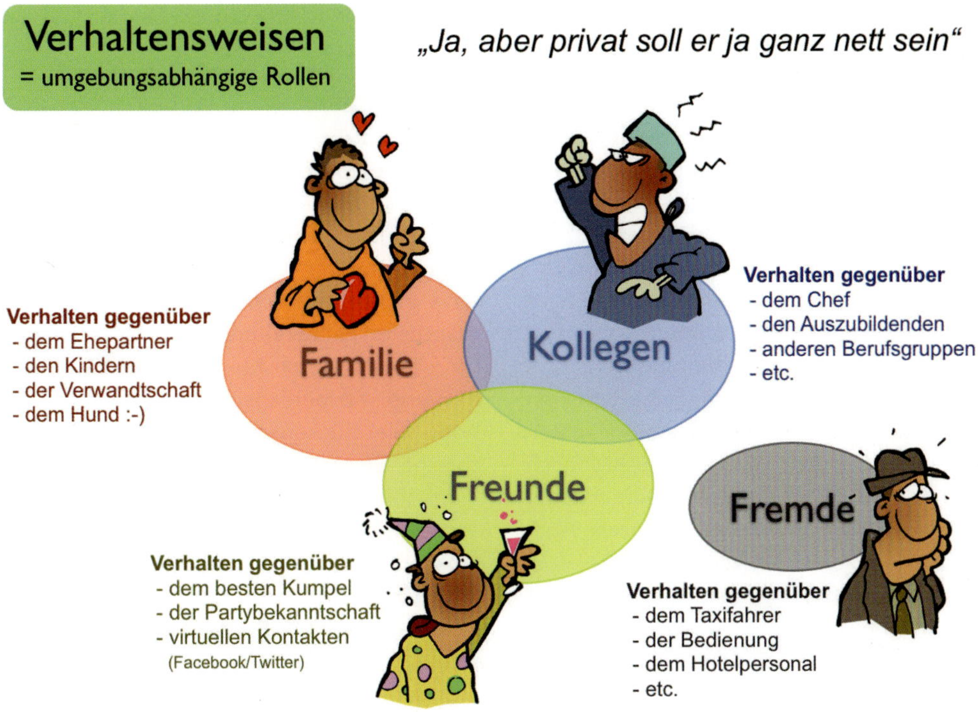

dem Team hierdurch eine Handlungssicherheit suggeriert, die so vielleicht gar nicht vorhanden ist. Diese Einstellung steigert sich oft bis zur Unverwundbarkeit, Selbstüberschätzung und Selbstgefälligkeit (siehe unten).

- **Unverwundbarkeit** – Mir passiert schon nichts. Diese Leute waren oft noch nicht selbst an Unfällen und Zwischenfällen beteiligt (oder haben es nicht bemerkt). Daraus resultierend halten sie sich für unverwundbar und gehen oftmals unnötige Risiken ein, da bisher ja auch alles gut gegangen ist (Siehe auch: Self-Complacency) .
- **Selbstüberschätzung bzw. Selbstgefälligkeit** – Die wohl gefährlichste Negativ-Einstellung! Hierbei handelt es sich um eine Mischung aus ungerechtfertigter Selbstzufriedenheit und daraus resultierendem Leichtsinn. Die Grenze zur (groben) Fahrlässigkeit ist fließend. Sie ist eine der häufigsten Ursachen für Flugunfälle aufgrund von Pilotenfehlern. Die genaue Analyse von dramatischen Schiffsunglücken (Titanic 1912, Costa Concordia 2012) zeigt in trauriger Regelmäßigkeit, wie Selbstüberschätzung zur Ursache schwerer Unglücke wird.
- **Anti-Autorität** – Von dir lass ich mir gar nichts sagen! Für wen hält der sich eigentlich? Häufig sind hier Menschen betroffen, die nicht kontrolliert werden möchten beziehungsweise, die es nicht ertragen können, fremden Regeln unterworfen zu sein. Häufig blockieren sie dadurch das Team und gefährden das Gesamtziel.
- **Über-Autorität** – Er wird schon wissen, was er tut. Den Anweisungen von oben wird blind gefolgt und nichts mehr hinterfragt, auch wenn man ein ungutes Gefühl hat oder Unstimmigkeiten in der Anweisung wahrnimmt. Der Vorteil von Teamarbeit wird hier weder wahrgenommen noch genutzt. Verantwortung wird kaum übernommen und auf andere abgeschoben. Und

auch hier sehen wir im Vergleich schwerer Schiffsunglücke deutliche Parallelen (siehe auch den Abschnitt „Autoritätsgradient" im Kapitel „Führung").

- **Resignation** – Was soll's, es bringt ja doch nichts. Diese Menschen geben (zu) schnell auf und machen nur noch das Allernötigste. Sie trauen sich selbst und ihren Maßnahmen nichts mehr zu oder lassen sich von einer Frustration dominieren, die ihr Engagement auf ein Minimum reduziert (Dienst nach Vorschrift, „innere Kündigung").

Findet man sich im Prozess der Selbstreflexion in einer der oben genannten Negativ-Einstellungen wieder, ist es Zeit zu handeln! Möglich ist beispielsweise die bewusste Gegensteuerung. Hilfreich ist auch die selbstkritische Analyse VOR einer invasiven Maßnahme wie z. B. „Ist der venöse Zugang medizinisch indiziert oder will ich mir und meiner Kollegin beweisen, dass ich es noch drauf habe?". Grundsätzlich gilt: Selbsterkenntnis ist schon die halbe Miete ...

Mögliche Gegensteuerung:

- **Impulsivität:** Nicht so schnell – erst nachdenken! (Siehe auch: „FORDEC", „10 Sekunden für 10 Minuten" etc.),
- **Macho:** Hierbei geht es nicht um mich, sondern um den Patienten! (Motivkontrolle) Unverwundbarkeit: Auch mir kann etwas passieren! (Siehe auch Kapitel: „Sicherheits- und Fehlerkultur")
- **Selbstüberschätzung/Selbstgefälligkeit:** Sich auf das Glück zu verlassen ist dumm. (Siehe auch: „Risikomanagement")
- **Anti-Autorität:** Halte dich an die Regeln, sie sind normalerweise richtig. Behalte das Gesamtziel im Auge.
- **Über-Autorität:** Auch Chefs machen Fehler. Wir sind ein Team. Wir respektieren und unterstützen uns gegenseitig.
- **Resignation:** Ich bin nicht hilflos, ich kann etwas bewirken! (Selbstbewusstsein, Motivation, Engagement)

(Modifizierte Gegengedanken aus Jensen 1995, zitiert aus Notfallmanagement S. 42 f.)

2.5 Die Tagesform

Bei der Tagesform handelt es sich um ein stimmungsabhängiges Verhalten. Diese ist – ebenso wie die erworbenen Einstellungen – als Einflussfaktor auf unsere Leistung zu sehen. Im Gegensatz zu den erworbenen Einstellungen sind die Einflussgrößen auf die Tagesform eher kurzfristig. Tatsache aber ist, dass unsere fachliche Qualifikation, unsere manuellen Fähigkeiten und die mentale Leistung bereits durch Kleinigkeiten beeinflussbar sind. Körperliche Einschränkungen wie Kopf- oder Rückenschmerzen, aber auch psychische Stressfaktoren, z. B. familiäre Konflikte, finanzielle Sorgen oder Unstimmigkeiten im Team führen zwangsläufig zu einer Einschränkung der Tagesperformance. Dabei ist die kritische Grenze zur Arbeitsunfähigkeit sehr individuell. Sei trotzdem ehrlich zu dir selbst, gegenüber deinem Teampartner und nicht zuletzt auch gegenüber deinen Patienten und zieh rechtzeitig die Notbremse! (Siehe auch: Stressverhalten: „Kapazitätenmodell nach Richter")

Neben diesen charakterlichen Einflussgrößen spielt natürlich auch unsere kognitive Kompetenz eine wesentliche Rolle bei der Bewältigung von kritischen Situationen. Anders ausgedrückt: Eine hohe Intelligenz oder zumindest das Talent, gewisse Fähigkeiten schnell zu erlernen, ist in einer komplexen Umgebung sicherlich hilfreich.

2.6 Multiple Intelligenzen

„Der Kollege hat einen Intelligenzquotient wie 500 g Frischkäse". Solche und ähnliche Äußerungen hört man regelmäßig und in nahezu jedem Team. Dabei spricht man längst nicht mehr von „dem Intelligenzquotienten". Die Menschen unterscheiden sich nicht nur hinsichtlich ihrer Charaktereigenschaften sondern auch in ihren kognitiven Fähigkeiten zum Teil erheblich. Das Modell der multiplen Intelligenzen beschreibt dabei einen Sachverhalt, der uns eigentlich schon immer klar war: Mitschüler, die sowohl in Mathematik als auch in Sport eine 1 hatten, sind unheimliche Menschen!

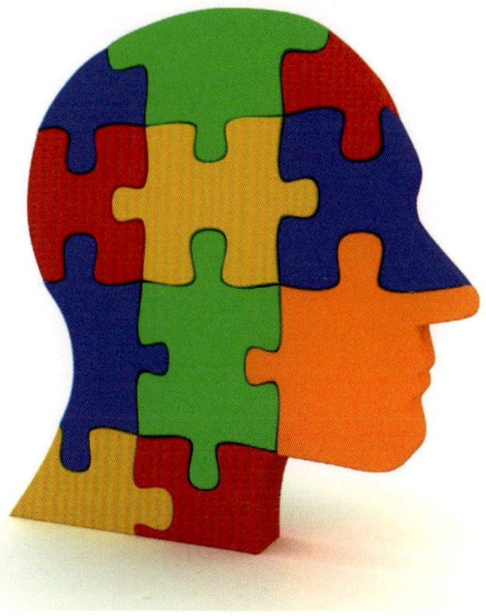

Offensichtlich scheint es mindestens sechs verschiedene Bereiche zu geben, in denen wir mal mehr, mal weniger qualifiziert sind. Je höher eine Intelligenz ausgeprägt ist, desto leichter fällt uns das Erlernen der entsprechenden Fähigkeiten.

- **Sprachlich-linguistische Intelligenz:** Die Fähigkeit, Sprachen zu lernen und die Fähigkeit, Sprache zu bestimmten Zwecken zu gebrauchen (Rechtsanwälte, Redner, Schriftsteller und Dichter).
- **Logisch-mathematische Intelligenz:** Die Fähigkeit, Probleme logisch zu analysieren, mathematische Operationen durchzuführen und wissenschaftliche Fragen zu untersuchen (Mathematiker, Logiker und Naturwissenschaftler).
- **Bildlich-räumliche Intelligenz:** Der theoretische und praktische Sinn für die Strukturen großer und kleiner Räume (Seeleute, Piloten, Architekten, Ingenieure).
- **Körperlich-kinästhetische Intelligenz:** das Potenzial, den Körper und einzelne Körperteile (wie Hand oder Mund) zur Problemlösung oder zur Gestaltung von Produkten einzusetzen (Tänzer, Schauspieler und Sportler, Handwerker, Chirurgen).
- **Musikalisch-rhythmische Intelligenz:** die Begabung zum Musizieren, zum Komponieren und der Sinn für die musikalischen Prinzipien.
- **Emotionale Intelligenz:**
  - **Soziale Intelligenz:** Empathie und persönliche Interaktion mit anderen Menschen, dadurch auch die Fähigkeit, andere Menschen zu bewegen und zu begeistern (Politische oder religiöse Führer, Lehrer sowie bei anderen beratenden oder heilenden Berufen).
  - **Reflektorische Intelligenz** (auch „intrapersonelle Intelligenz"): ist die Fähigkeit, die eigenen Gefühle, Stimmungen, Schwächen, Antriebe und Motive zu verstehen und zu beeinflussen. Diese Personen haben ein objektives mentales Modell ihrer Persönlichkeit, das ihnen hilft, in verschiedenen Situationen die eigenen Verhaltensweisen zu nutzen, um optimale Entscheidungen zu treffen (Siehe auch „Selbstreflexion" und „Führungsverhalten").

Betrachten wir also diese unterschiedlichen Intelligenzen, so müssen wir zugeben wie albern es ist, einen Kollegen mit überdurchschnittlichen sprachlich-linguistischen Fähigkeiten für seine Unsportlichkeit zu verspotten. Ebenso müßig ist es, ein Teammitglied lediglich aufgrund seiner mathematisch-analytischen Fähigkeit zur Führungskraft zu ernennen, wenn gleichzeitig seine emotionale Intelligenz nur schwach ausgeprägt ist und er deshalb gar nicht in der Lage ist, das Team zu mehr Selbstbewusstsein und Interaktion anzuspornen. Häufig scheint es die Kombination aus instabilem Charakter mit cholerischen Neigungen, einer geringen emotionalen Intelligenz und gleichzeitig einer Führungsposition zu geben – ein Aufgabenbereich, der den Neigungen dieser Menschen leider kaum entspricht und für alle Beteiligten viel Stress und Ärger erzeugt.

2.7 Selbstreflexion

Die Fähigkeit der Selbsteinschätzung/Selbstreflexion ist also nicht bei jedem Teammitglied identisch. Es gibt (leider auch in Führungspositionen) häufig Teammitglieder, denen es sehr schwer fällt, die eigenen Kompetenzen und Leistungen halbwegs objektiv einzuschätzen. Wir sprechen dann von einem Missverhältnis zwischen Eigenwahrnehmung und Fremdwahrnehmung. Ein Effekt, den wir aus den Vorauswahlen gängiger Talentshows kennen. Unser Arbeitsumfeld bietet leider sehr wenig Möglichkeiten, mögliche Differenzen zwischen der Eigen- und der Fremdwahrnehmung abzugleichen (Objektive Personalgespräche, Beratung etc.).

Praxis-Tipp

Verfügt ihr über ein gesundes Maß an Selbstreflexion? Welche Außenwirkung vermittelt ihr in kritischen Situationen?
Kennt ihr eure Stärken und Schwächen? Wir haben einen kleinen Fragebogen entwickelt, der euch bei der Selbsteinschätzungen helfen soll. Dieser Fragebogen ist ziemlich persönlich und wir empfehlen daher, die Fragen privat und in Ruhe zu beantworten.
Gerne könnt ihr auch einen vertrauten Kollegen bitten, einen Bogen auszufüllen, in dem er euer Verhalten beurteilt. Ein Vergleich zwischen eurer Einschätzung und einer Fremdbewertung kann sehr hilfreich sein. Der Fragebogen ist auch am Ende des Skriptes zu finden.

2.8 Das Team

Ein Team besteht aus mindestens zwei Menschen, die ein gemeinsames Ziel oder einen gemeinsamen Auftrag haben. Um ihn zu erfüllen, müssen sie möglichst optimal kooperieren, um ihre Entscheidungen und Handlungen zur Bewältigung der Aufgabe abstimmen zu können.

Infobox

Merkmale eines effektiven Teams:

- Gemeinsame Aufgaben und Ziele
- Ähnliche Werte und Regeln
- Teamstruktur und Führung
- Kommunikation und Kooperation
- Antrieb und Motivation
- Gegenseitige Wertschätzung

Vorteile der Teamarbeit gibt es viele:
Die Aufgaben werden auf mehrere Schultern verteilt bzw. können der individuellen Leistungsfähigkeit angepasst werden. Die Aufnahmekapazität ist höher, da bekanntermaßen bereits vier Augen mehr sehen als zwei. Außerdem wird durch jedes zusätzliche Teammitglied das Spektrum der Team-Kompetenz erweitert, während Schwächen einzelner Mitglieder von anderen kompensiert werden. Der enge Austausch untereinander kann ein Klima der gegenseitigen Wertschätzung schaffen oder erfüllt eine kollegiale Kontrollfunktion. Beides wirkt sich positiv auf die Fehlerquote aus und stabilisiert das Team in kritischen Situationen.

Kein Licht ohne Schatten –
Nachteile von Teamarbeit:
Ein gutes Team entsteht nicht von allein und auch nicht spontan, sondern ist mit Entwicklung und Arbeit verbunden (siehe auch „Teambuilding"). Das bedeutet auch, dass in frischen Teams oder in solchen, die die Teamentwicklung vernachlässigt haben, Reibungsverluste entstehen. Ein häufiges Problem im medizinischen Umfeld entsteht zusätzlich auch dadurch, dass Teams nur kurzzeitig (Schichtdienst etc.) kooperieren müssen. Außerdem wird ein medizinisches Team in aller Regel „von oben" und ohne Berücksichtigung teamrelevanter Aspekte zusammengestellt. Ein Team ist zwingend darauf angewiesen, dass

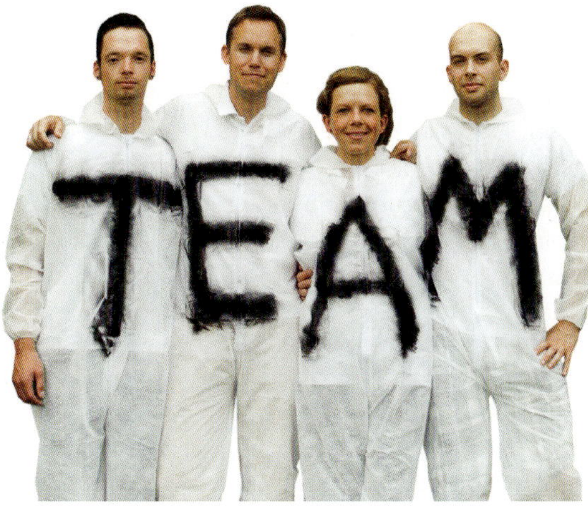

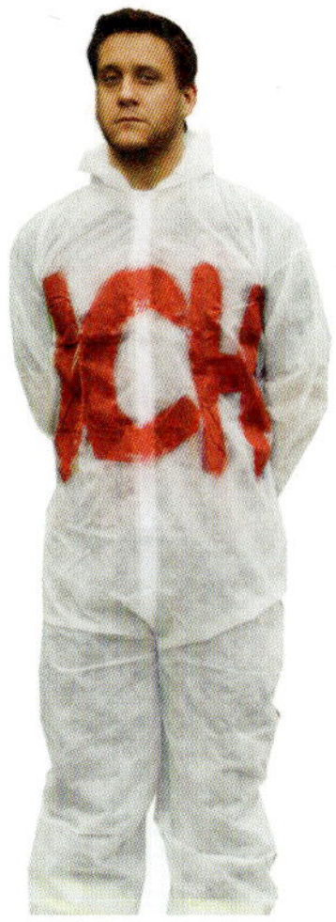

Informationen fließen. Kommt es hier auch nur bei einer Einzelperson zu einem Defizit, kann darunter schlimmstenfalls die Effizienz des gesamten Teams erheblich leiden. Teams bestärken sich auch bei potentiellen Fehlentscheidungen. „Wenn alle etwas für richtig halten, dann kann es nicht falsch sein" (s. Notfallmanagement, S. 119). Ist das Team zu einer kollektiven Überzeugung gelangt, werden kritische Einzelmeinungen kaum noch vernommen. Das Team verzichtet auf die Analyse weiterer Optionen und strebt die erstbeste Lösung an. Im schlimmsten Fall entscheidet nicht mehr der Sachverstand, sondern die Mehrheit.
Die Nachteile der Teamarbeit sind kontrollierbar, wenn die Grundprinzipien des Team-Ressource-Managements (TRM) berücksichtig werden (siehe Leitsätze „FaktorMensch" im Anhang).

Besonderheit – "Ad-hoc-Team": Komplexe Interaktion mit anderen Teams in (zeit)kritischen Situationen

Gerade in kritischen Situationen kommt es häufig zu sogenannten „Ad-hoc-Teams". Dabei handelt es sich um eine weitgehend zufällige Teamformation, die bislang selten oder gar nicht zusammen arbeiten musste. Klassische Ad-Hoc-Teams entstehen beispielsweise auf Normalstationen im Rahmen einer Reanimation oder in der Kombination eines Rettungs- und Notarzt-Teams, die einen überregionalen RTH anfordern. Diese Teams bildet sich sehr spontan und meist nur für kurze Zeit, um gemeinsam eine Aufgabe zu erledigen bevor sie sich wieder auflösen. Von außen betrachtet, unterscheiden sich die Teams meist nur in ihrer Kleidung. Aufgrund identischer Versorgungsstandards und einem gemeinsamen Ziel sollte man davon ausgehen, dass die Effektivität eines Ad-hoc-Teams durchaus mit eingespielten Teams vergleichbar ist.

ABER: Ad-Hoc-Teams haben einige Probleme zu bewältigen:

- Anders als im eingespielten Team können die Gruppenmitglieder nur schwer das Können, Wissen, Erfahrungen, Arbeitsweise und Kommunikationsstil der anderen einschätzen. Die Gruppe kann also ihr Potenzial nicht voll ausschöpfen, da ein erheblicher Zeitanteil darauf verwendet wird, sich zu „beschnuppern" und zu organisieren.
- Blitzschnell müssen sich neue Teamstrukturen einspielen. Bei Notfalleinsätzen in Hausarztpraxen, in der Klinik oder mit Beteiligung der Polizei müssen sich die Teamleader der verschiedenen Teams zügig auf Kompetenz- und Entscheidungsbereiche einigen. Besonders kritisch ist hierbei die Phase des Führungswechsels, zum Beispiel im Rahmen der Übergabe an den Notarzt

oder den OrgL. Oft gehen hierbei wichtige Informationen verloren und/oder es kommt zu Irritationen aufgrund eines neuen Kommunikations- und Führungsstils. Möglicherweise sind die neuen Hierarchien und Strukturen auch nicht allen Teammitgliedern klar geworden.

- Die Prioritäten der Einzelgruppen innerhalb dieser Ad-Hoc-Teams sind nicht immer identisch. Bei einem Polytrauma haben RTW/NEF und das Schockraum-Team zwar augenscheinlich das selbe Ziel, nämlich die Versorgung des Patienten. Die Prioritäten sind aber deutlich anders: So kann es beispielsweise dem Team von RTW und NEF im Anschluss der Übergabe vorrangig darum gehen, das eigene Material möglichst schnell zurück zu bekommen, um die Fahrzeuge für mögliche Folgeeinsätze aufzurüsten. Auch die Patientendaten sind für den Einsatzabschluss wichtig. Die Besatzung des Schockraums würde aber gerne die Schaufeltrage nutzen, um den Patienten auf die CT-Liege umzulagern und die Patientendaten haben für das Schockraum-Team gar keine Priorität.
- Regionale Besonderheiten und gerätetechnische Sonderanfertigungen erschweren allen Teammitgliedern die Nutzung der jeweils fremden Materialien. Bereits die Suche nach einem Beatmungsbeutel in einem fremden RTW kann erheblichen Stress verursachen, ebenso das Handling einer neuartigen Schaufeltrage oder die Medikamentenbestückung des Notfallkoffers auf der Normalstation. Ein großes Risiko ergibt sich aus unterschiedlichen Medikamentenkonzentrationen. Dormicum ist beispielsweise in 5mg/5ml und 15mg/3ml erhältlich. Unterschiedliche Generika von Suxamethoniumchlorid wie „Lysthenon", „Pantolax" oder einfach nur „Succi" führen mitunter zu er-

Handlungsorientierte Rollen

Macher	hat Mut, Hindernisse zu überwinden, dynamisch, arbeitet gut unter Druck, ist aber auch ungeduldig, neigt zu Provokation
Umsetzer	setzt Pläne in die Tat um, ist diszipliniert, verlässlich, effektiv aber auch unflexibel
Perfektionist	vermeidet Fehler, stellt optimale Ergebnisse sicher, gewissenhaft, pünktlich, aber auch überängstlich, delegiert ungern

Kommunikationsorientierte Rollen

Koordinator	fördert Entscheidungsprozesse, selbstsicher, vertrauensvoll, kann als manipulierend empfunden werden
Netzwerker	entwickelt Kontakte, kommunikativ, extrovertiert, aber oft auch zu optimistisch
Teamarbeiter	verbessert die Kommunikation, baut Reibungsverluste ab, kooperativ, diplomatisch, ist oft unentschlossen in kritischen Situationen

Wissensorientierte Rollen

Erfinder	bringt neue Ideen ein, unorthodoxes Denken, oft gedankenverloren
Beobachter	untersucht Vorschläge auf Machbarkeit, denkt nüchtern und strategisch, oft kritisch, mangelnde Fähigkeit zur Inspiration
Spezialist	liefert Fachwissen und Information, ist selbstbezogen, verliert sich oft in technischen Details

Quelle: Teamrollen nach Dr. M. Belbin

heblicher Irritationen. Und wenn wir in der Schweiz eine „Succi“ verlangen, kann es passieren, dass uns ein Absauggerät angeboten wird! Ohne eine hohe Aufmerksamkeit und engmaschige Kommunikation ist der Zwischenfall vorprogrammiert!

- Man spricht „unterschiedliche Sprachen“, verwendet eigene Fachwörter und lokale „Spitznamen“ (siehe auch „Kommunikation/Common Code“). Damit sind nur die Mitglieder des eigenen Kernteams informiert und es kommt zur kommunikativen Isolation eines kompletten Teamsegments. Auch die Art der Kommunikation kann zu zwischenmenschlichen Problemen führen. Spricht das eine Team beispielsweise eher knapp und präzise miteinander (z. B. das „C-Problem“ im Rahmen der strukturierten Traumaversorgung), wird es von anderen Teammitgliedern schnell als ruppig und arrogant eingestuft und es kommt zu unnötigen Reibungsverlusten.

2.9 Wie entsteht ein Team?

„Great teams are made, not born“. Das bedeutet, dass Teambildung ein Entwicklungsprozess ist und nicht zufällig stattfindet. Es werden im wesentlichen 4 Phasen unterschieden:

- **Forming:** die Orientierungsphase. Man beobachtet, lernt sich kennen, man „beschnuppert“ sich.
- **Storming:** jetzt geht es darum, seine Rolle im Team zu ergattern. Dabei kommt es häufig zu Konflikten.
- **Norming:** ein Konsens wurde entwickelt. Das Team festigt die Rollen und Strukturen, Regeln etablieren sich.
- **Performing:** das Team erbringt Leistung. Probleme werden gelöst, Aufgaben bewältigt.

Dieser Entwicklungsprozess findet gerade in notfallmedizinischen Teams nur eingeschränkt statt, da diese Teams häufig spontan und dann nur kurzfristig aktiv sind (siehe auch „Ad-hoc-Team“). In langfristigen Teams kommt es immer wieder zu Umstrukturierungen, verschiedene Phasen wiederholen sich. Kommen neue Teammitglieder dazu, beginnt der Entwicklungsprozess ggf. von vorne.

2.10 Teamrollen

Ähnlich wie die verschiedenen Rollen in unserem Privatleben, Freundeskreis, Familie, Kollegen und auf der Arbeit nehmen wir auch innerhalb eines Teams eine spezifische Rolle ein. Diese Rolle haben wir uns während der sogenannten „Stormingphase“ erarbeitet, manchmal auch erkämpft und im weiteren Verlauf mitunter verteidigt. Manchmal wechseln wir auch die Rolle, meist aber haben wir uns in einem langfristigen Team mit unserer Rolle identifiziert und genießen die dadurch gegebene Stabilität. Im Folgenden möchten wir die Teamrollen nach Belbin erläutern. Diese Teamrollen geben einen Überblick über die verschiedenen Charaktertypen innerhalb eines Teams. Berücksichtigen wir diese charakterlichen Unterschiede beim täglichen Teamwork, können wir die Stärken und Schwächen des gesamten Teams besser herausarbeiten.

Praxis-Tipp

Mit welcher Teamrolle könnt ihr euch identifizieren oder anders gefragt: welche Rolle könntet ihr am besten ausfüllen? Legt Prioritäten fest und verteilt unter allen 9 Rollen die Zahlen 1 bis 3 (1 = Primärrolle, 2 = Sekundärrolle, 3 = Tertiärrolle). Durchkreuzt mindestens zwei Teamrollen, denen ihr gar nicht entsprecht. Am Ende erkennt ihr eure persönlichen Stärken und Schwächen im Team!

Anhand dieser Unterteilung wird uns klar, wie anstrengend es für den Spezialisten ist, unter dem Druck des Machers gute Arbeit zu leisten. Ebenso wird der Perfektionist oft mit dem Erfinder aneinandergeraten. Und wenn beispielsweise die Teamrolle des Machers oder des Koordinators durch hierarchische Vorgaben definiert ist, dieser aber charakterlich eher einem Beobachter entspricht, ist das Scheitern vorprogrammiert. Beispiel: Der internistische Chefarzt erfüllt innerhalb seiner Mannschaft die Rolle des Spezialisten. Gleichzeitig ist er auch ein Perfektionist. Wenn es aber darum geht, neue Strategien zu entwickeln und diese auch umzusetzen, dann ist er entweder auf besser geeignete Teammitglieder angewiesen, oder aber er verzettelt sich in Details und trampelt auf der Stelle. Sofern möglich, empfiehlt es sich also die Aufgaben innerhalb eines Teams eher rollenspezifisch und nicht aufgrund des beruflichen Status zu verteilen.

3 Führungsverhalten

„Führen heißt besser sein – nicht besser wissen"

In medizinischen Arbeitsbereichen ist die Hierarchie meist klar definiert und orientiert sich in der Regel an Fachkompetenz und Erfahrung. Aber ob es uns gefällt oder nicht: Führungskompetenz ist auch eine Frage der Ausstrahlung. Eine stabile Persönlichkeit und eine gewisse emotionale Intelligenz sind neben der fachlichen Qualifikation die wesentlichen Zutaten im Herstellungsprozess einer Führungskraft. Und längst ist eine statische Führungshierarchie nicht mehr effektiv, wenn es in dynamischen Situationen darum geht, komplexe Entscheidungen zu treffen. Was verbirgt sich hinter dem Begriff des „Autoritätsgradienten" und welche Form der Teamführung ist in welcher Situation sinnvoll? Wie lässt sich die Effizienz des Teams durch optimale Nutzung aller Ressourcen verbessern?

Alleine mit Häuptlingen lässt sich kein Stamm verwalten und deshalb ist auch das Folgen eine wichtige Qualifikation im Team. Die verantwortungsvolle Übernahme und gewissenhafte Bearbeitung von Aufgaben ist unerlässlich, um das Gesamtziel zu erreichen. Auch hier erscheint es sinnvoll, Aufgaben nach fachlichen und charakterlichen Eigenschaften zu verteilen und nicht auf statische Positionen zu setzen. Wenn es dadurch gelingt, jedes Teammitglied zur individuellen Höchstleistung anzuregen, sprechen wir von effektivem Team-Resource-Management (TRM).

3.1 Hierarchie

In 80 % der zu treffenden Entscheidungen ist eine Hierarchie ziemlich irrelevant. Zumeist handelt es sich um Bagatellentscheidungen, die beinahe jedes Teammitglied aufgrund der Ausbildung und Erfahrung gleichermaßen treffen könnte. Da wäre die hilflose Person nach Alkoholgenuss mit der Entscheidung bezüglich der Zielklinik. Oder eine alte Dame mit Oberschenkelhalsfraktur und der Frage nach der Größe des venösen Zuganges. In solchen Fällen ist eine ausgeprägte Führung oft nicht zwingend notwendig und wird auch nur in wenigen Teams praktiziert. Anders sieht es aus, wenn die Einsätze unseren Routinebereich verlassen und sich beispielsweise der Auffahrunfall zu einem ManV mit eingeklemmten Personen entwickelt. Wenn aus der elektiven Intubation eine dramatische Not-Koniotomie wird oder sich der gemeldete Fieberkrampf vor Ort als Säuglingsreanimation entpuppt.
Eingespielte Abläufe geraten in solchen Situationen schnell aus der Spur und dem gesamten Team droht erheblicher Stress. Wer übernimmt in solchen Situationen schon gerne eine Führungsrolle? Wer bietet dem Team ein tragfähiges Handlungskonzept und strahlt nebenbei die notwendige Ruhe und Zuversicht aus? In dieser Phase ist Stabilität die wesentliche Basis für eine gute Teamperformance.

Leider geht es in kritischen Phasen nicht darum, wer das Team führen MÖCHTE oder MUSS sondern wer es KANN. Ein Blick auf die formelle Hierarchie gibt schnell Auskunft über die Verteilung der möglichen Führungsstrukturen. So ist der Notarzt dem Rettungsassistent (und der wiederum seinem Sanitäter) weisungsbefugt, der Oberarzt dem Assistenzarzt und der examinierte Krankenpfleger dem Pflegeschüler. Diese Strukturen basieren im Wesentlichen auf Fachkompetenz und Berufserfahrung, eine charakterliche Eignung oder die Frage nach innerer Stabilität spielt dabei nahezu keine Rolle.
In kritischen Situationen gibt es also mindestens eine formelle Führung, die betriebsintern oder standesrechtlich definiert ist. Hier sollen keine Missverständnisse aufkommen: Der Notarzt ist in medizinischen Angelegenheiten

weisungsbefugt und trägt darüber hinaus die volle medizinische Verantwortung. Es ist in kritischen Situationen also kontraproduktiv bis gefährlich, diese Position in Frage zu stellen oder sogar „Meuterei" zu betreiben. Die entscheidende Frage aber lautet: ist die formelle Führungsperson immer in der Lage, den situativen Anforderungen gerecht zu werden? (siehe auch das Kapitel „Ich und das Team").

Beispiel:
Notarzt Alexander ist vor 3 Monaten erstmals Vater einer kleinen Tochter geworden. Für ihn hat sich dadurch vieles verändert und er denkt auch im Dienst häufig an seine Familie. An einem Mittwochmorgen muss er mit seinem NEF zu einem wenige Monate alten Säugling mit Fieberkrampf. Beim Eintreffen stellt sich die Situation vollkommen anders dar, es handelt sich um eine Säuglingsreanimation. Glücklicherweise ist bereits eine erfahrene RTW-Besatzung vor Ort und auf der Kopfposition hat der 52jährige Rettungsassistent Stefan B. bereits die Beatmung übernommen. Schnell wird dem Notarzt klar, dass er sich in der Situation sehr unwohl fühlt und zahlreiche Vergleiche zu seinem eigenen Kind zieht. Stefan B. hingegen ist ein kinderloser Lehrrettungsassistent, der die Lage eher sachlich und distanziert betrachten kann. Dieses Beispiel soll verdeutlichen, dass zur Bewältigung einer kritischen Phase nicht alleine die fachliche Qualifikation oder die formelle Führung entscheidend ist, sondern auch andere Aspekte berücksichtigt werden müssen. Wer ist aktuell überhaupt in der Lage, sein Fachwissen abzurufen und für den Einsatz nutzbar machen? Wer verfügt über ausreichend „grüne Kügelchen" (Richter-Modell), um durch Ruhe und Zuversicht die Situation und das Team zu stabilisieren?

Eine andere Konfliktsituation kann auftreten, wenn die Führungsrolle alleine über den Berufsstand definiert ist, gleichzeitig aber kaum Berufserfahrung vorliegt. Ein klassisches Beispiel ist der junge Assistenzarzt in der Anästhesie, der einem Anästhesiepfleger zwar weisungsbefugt ist, gleichzeitig aber auf dessen Unterstützung und Kooperation angewiesen ist. Ähnlich ergeht es der frischgebackenen Notärztin, die ihre erste Schicht mit einem erfahrenen Rettungsassistenten verbringt. Sicherlich gibt es für beide Seiten verschiedene Strategien, mit dem Defizit an Berufserfahrung umzugehen. Dominanz oder sogar Arroganz wäre sicherlich die schlechteste Variante. Stattdessen müssen sich beide Teampartner die Chance geben, ihre Rolle zu definieren ohne vorschnell den jeweils anderen zu verurteilen. Im Konfliktfall hilft oft schon gegenseitige Wertschätzung und Verständnis oder ein direktes Gespräch.

3.2 Der Autoritätsgradient

Bereits in den Anfängen der CRM-Ausbildung wurde ein altbekanntes Problem identifiziert: der sogenannte Autoritätsgradient. Dieser beschreibt die hierarchische Beziehungen innerhalb eines Teams (z. B.: Pilot vs. Co-Pilot). Dabei kann es sich um einen sehr steilen Gradienten handeln, der dem Vorgesetzten einen nahezu autonomen Entscheidungs- und Handlungsspielraum ermöglicht. Die Meinung oder sogar Einwände rangniedrigerer Teammitglieder werden dabei kaum Berücksichtigung finden. Eine gefährliche „Lonesome Cowboy"-Situation! Andererseits führt ein besonders flacher Gradienten zu einer Teamleistung „auf Augenhöhe". Dies kann dazu führen, dass Entscheidungen und Maßnahmen erst nach Austausch aller Meinungen und Überlegungen erfolgen und dadurch nur zeitverzögert umgesetzt werden. Es gilt als gesichert, dass es eine positive Korrelation zwischen der Steilheit des Autoritätsgradienten und der Häufigkeit von Flugunfällen gibt.

(Quelle: Alkov RA, Borowsky MS, Williamson DW et al 1992 „The effect of trans-cockpit-authority gradient on Navy/Marine helicopter mishaps. Aviat Space Environ Med 63:659-661)

Infobox

„Äußern Assistenzärzte und Pflegekräfte sicherheitsrelevante Bedenken?" (Quelle: M. St. Pierre, A. Scholler, D. Strembski, G. Breuer, Simulations- und Trainingszentrum der anästhesiologischen Klinik der Uni Erlangen Anaesthesist 2012 61:857-866)

Im Rahmen einer Studie sollten 59 Mediziner und 18 Pflegekräfte in kleinen Teams mit ihrem Oberarzt eine Narkose beginnen. Ihr «Patient» war eine hoch technisierte Puppe im Simulationszentrum am Erlanger Universitätsspital. Was die Studienteilnehmer nicht wussten: Bei der letzten Übung machte der Oberarzt absichtlich sieben Fehler. Zwei waren so gravierend, dass ein echter Patient gestorben wäre. Doch selbst bei diesen zwei Fehlern wurde er nur in maximal 13 % der Fälle klar darauf angesprochen. In 48 bis 72 % der Fälle sahen die Teilnehmer die drohende Gefahr, schwiegen aber oder machten nur Andeutungen. In mindestens einem Viertel der Fälle nahmen sie das Problem gar nicht wahr.

Eingefleischte Hierarchien, Respekt, Furcht vor negativen Konsequenzen, Resignation, seinen Vorgesetzten nicht blossstellen zu wollen, blindes Vertrauen in ihn – das sind die häufigsten Gründe, weshalb Ärzte oder Pflegekräfte Bedenken nicht vorbringen. Für Patienten kann das fatal sein.

3.3 Welcher Führungsstil ist ideal?

Dass es verschiedene Arten von Führung gibt, dürfte jedem, der bereits in Teams gearbeitet hat klar sein.

Das Spektrum der Führungsstile reicht dabei von autoritär bis autonom. Um letztendlich entscheiden zu können, welche Art der Führung vor allem in kritischen Situationen effektiv ist, möchten wir zunächst einige klassische Führungsstile vorstellen:

- **Autoritär:** der Vorgesetzte entscheidet alles allein und ordnet nur noch an (Führer-Prinzip).
- **Patriarchalisch:** der Vorgesetzte entscheidet zwar allein und ordnet an, begründet aber seine Entscheidung.

3

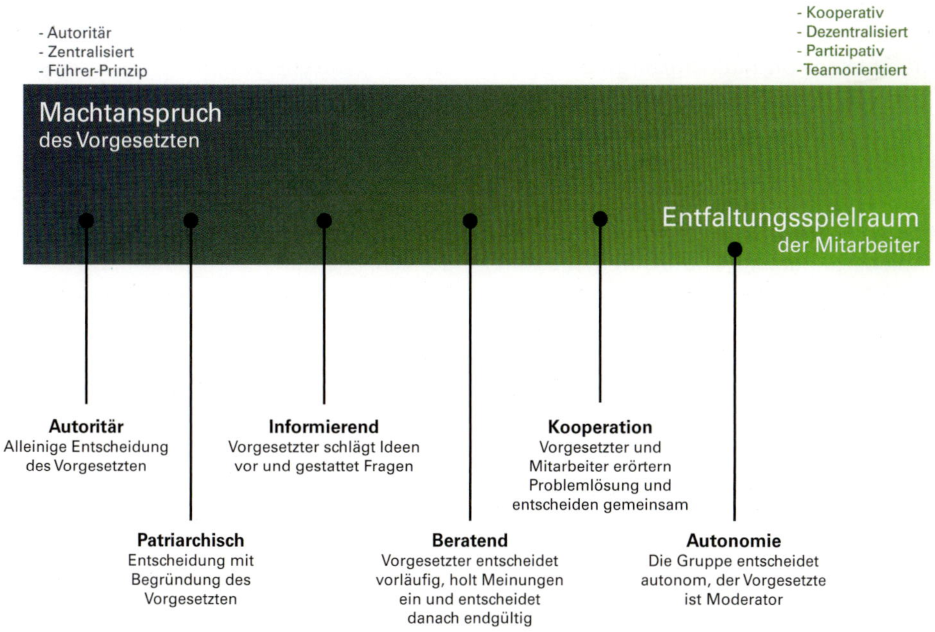

- **Informierend:** der Vorgesetzte schlägt Ideen vor und gestattet Fragen, bevor er eine alleinige Entscheidung trifft.
- **Beratend:** der Vorgesetzte entscheidet zunächst vorläufig, verschafft sich im Verlauf aber ein Meinungsbild und entscheidet dann endgültig.
- **Kooperativ:** der Vorgesetzte zeigt das Problem auf, damit das Team Lösungen vorschlagen kann. Der Vorgesetzte entscheidet daraufhin endgültig.
- **Demokratisch:** das Mitbestimmungsrecht ist bei allen Teammitgliedern (inkl. dem Anführer) gleichwertig, das Ergebnis hat eine Mehrheit.
- **Autonom:** das Team entscheidet alles selbst (auch Aufgaben und Ziele). Der Vorgesetzte greift überhaupt nicht ein und unterstützt jede Entscheidung.

Betrachten wir zunächst die einzelnen Führungsstile isoliert, so stellen wir fest, dass eine rein autoritäre und patriarchalische Führung den Teammitgliedern wenig bis gar keinen Gedankenspielraum lässt, was mittelfristig zur Einstellung des selbständigen Denkens führen wird. Kann der Anführer dann eine Situation nicht lösen oder ist das Team auf sich gestellt, entsteht oft Ratlosigkeit und Unentschlossenheit. Oder bildlich formuliert: „Wer sich wie die Axt im Walde benimmt, steht schnell ohne Bäume da". (siehe auch „Autoritätsgradient").

Kommt zu einer autoritären Führung noch eine cholerisch-instabile Charaktereigenschaft hinzu, isoliert sich der Anführer vollständig und wird von seinem Team auch bei gravierenden Fehlentscheidungen nicht auf mögliche Gefahren oder Alternativen hingewiesen. Einer der größten Teamvorteile wird dadurch verspielt.

Die Palette der informierenden bis zur demokratischen Führung kann manchmal wertvolle Zeit kosten, da zunächst alle Teammitglieder einen identischen Informationsstand haben müssen, um zu einer Entscheidung zu gelangen. Alleine der Austausch von Meinungen und die Bewertung verschiedener Alternativen in einem Team ist sehr zeitaufwändig und in kritischen Situationen kaum sinnvoll. Genießt das Team hingegen alle Entscheidungs- und Handlungsfreiheiten (Autonomie, Laissez-faire), hat der Teamführer keinerlei Kontrolle über die getroffenen Maßnahmen und das Ergebnis. Das Team entwickelt sich dadurch in eine nicht mehr zu kontrollierende Richtung, was in kritischen Situationen fatal wäre.

Jede Art zu führen hat ihre Berechtigung, wenn sie der Situation angemessen und im Sinne des Patienten zielführend ist. In der Praxis entstehen oft Mischbilder, der Teamführer passt meist unbewusst die Art seiner Führung der gegebenen Situation an (Situative Führung). Droht beispielsweise eine unmittelbare Gefahr, erhält das Team den ziemlich autoritären Befehl „Alle raus da!". Steht das Team vor einem weniger zeitkritischen Problem, bietet sich ein beratend/kooperativer Stil an. Spätestens bei der Entscheidung, was man am Abend auf der Wache kochen möchte oder bei welchem Pizzadienst bestellt wird, empfehlen wir den demokratischen Führungsstil. Wenn überhaupt eine Führung notwendig ist (Bagatellentscheidung).

3.4 Die perfekte Führungskraft

Wir haben uns bereits im Kapitel „Ich und das Team" intensiv mit den verschiedenen Persönlichkeitsmerkmalen auseinander gesetzt. Um ein Team auch in kritischen Situationen erfolgreich führen zu können, bedarf es natürlich etwas mehr als nur einem ausgeglichenen Wesen. Wir erwarten von einer Führungskraft selbstverständlich eine ausreichende Fachkompetenz. Diese ist notwendig, um die Gesamtsituation zu erfassen und Maßnahmen zu erarbeiten. Außerdem muss sie in der Lage sein, die möglichen Konsequenzen seiner Entscheidungen abzuschätzen.

Neben Fachwissen sollte sie auch über ein gewisses Maß an emotionaler Intelligenz (sie-

he „Multiple Intelligenzen") verfügen, um innerhalb seines Teams die Aufgaben effektiv zu verteilen. Dies setzt allerdings voraus, dass das eigene Potential, aber auch die Fähigkeiten jedes einzelnen Teammitgliedes bekannt sind und die individuellen Ressourcen im Einsatzverlauf immer wieder neu beurteilt werden. Alleine dieser Aspekt erfordert ein hohes Maß an Aufmerksamkeit und Konzentration.
Der Blick in die Kristallkugel ist immer hilfreich. Das bedeutet, dass die Führungskraft vorausschauend arbeitet, mögliche Komplikationen voraussieht und rechtzeitig Maßnahmen einleitet, um die Situation unter Kontrolle zu halten. Sie muss das Steuer fest im Griff haben, um den Kurs zu halten. Und dieser Kurs ist definiert durch das Gesamtziel des Teams. Die Führungskraft muss auf Augenhöhe kommunikativ, offen und beratungsfähig bleiben. Vorschläge aus dem Team können wichtige Impulse für die Patientenversorgung beinhalten. Daher ist es wichtig, ein Klima der gegenseitigen Wertschätzung zu etablieren. Dies ist vor allem für dominante Führungspersönlichkeiten nicht immer einfach. Gleichzeitig muss die Führung mit den eigenen Ressourcen gut haushalten, um sich nicht selbst zu blockieren, (Multitasking funktioniert in kritischen Situationen meist noch schlechter als in Ruhe).
Berücksichtigt beispielsweise ein Trauma-Leader diese Aspekte der Teamarbeit, kann er viel effektiver auf die Versorgung eines Polytraumas einwirken. Ist er aber parallel mit der Anlage diverser Katheter und der Beatmung blockiert, kommt es häufig zu ungewollten Zwischenfällen. Hier gilt der Satz: Wer führt, muss frei von Arbeit sein.
Spätestens in der Nachbesprechung sollte die ideale Führungspersönlichkeit über eine hohe reflektorische Intelligenz verfügen. Hier gilt es nämlich, das eigene Handeln objektiv auf den Prüfstand zu stellen und mit Fehlern offen umzugehen.

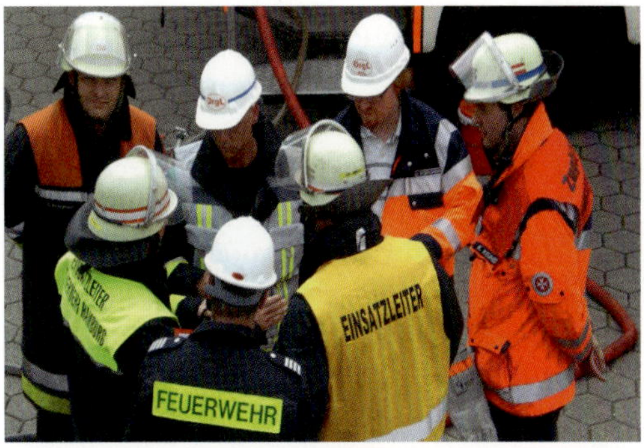

3.5 Dynamische Führung

Wir haben nun einiges über die Anatomie und Physiologie des Teams erfahren, dabei verschiedene Arten der Führung kennengelernt und die Eigenschaften einer idealen Führungskraft skizziert. Nun möchten wir all diese Erkenntnisse zusammenführen und einen Führungsstil vorstellen, der sich am besten mit dem Begriff „dynamische Führung" beschreiben lässt:

Wie sieht Führung im Idealfall aus? Sie ist zum einen fachkompetent und zielorientiert, gleichzeitig aber auch aufmerksam und flexibel. Das bedeutet, Prioritäten und Maßnahmen werden entsprechend der Situation dynamisch angepasst. Grundvoraussetzung dafür ist eine stabile Persönlichkeit, die auch unter hohem Stress den Gesamtüberblick wahren kann und das Ziel im Auge behält. Gleichzeitig gilt es, die fachlichen und mentalen Ressourcen jedes einzelnen Teammitgliedes gut einzuschätzen, um die Aufgaben bestmöglich und situationsgerecht zu verteilen.
Eine wesentliche Herausforderung des Teamchefs besteht darin, die verschiedenen Impulse und Ideen seiner Teammitglieder einzufordern, zu bewerten und zu steuern. Gleichzeitig ist das Team aufgefordert, Ideen, Impulse und eine Handlungsbereitschaft anzubieten, um den Teamchef zu unterstützen. Das kann in manchen Situationen dazu führen, dass die tatsächliche Führung für eine gewisse Zeit von einem anderen Teammitglied übernommen wird.

Beispiel Türöffnung:
Der Rettungswagen erreicht parallel mit dem Notarzt und einem Rüstwagen der Feuerwehr den Einsatzort. Es handelt sich um eine 78jährige Dame, die vermutlich hilflos in ihrer Wohnung im 3. Obergeschoss liegt. Da die Wohnungstür verschlossen ist, beginnt die Feuerwehr mit der Türöffnung. Die Führung in diesem Einsatzabschnitt liegt eindeutig auf Seiten der Feuerwehr, da weder die Rettungsassistenten noch der Notarzt über die nötige Fachkompetenz verfügen.
Bereits nach kurzer Zeit ist die Wohnungstür geöffnet, so dass nun das Rettungs- und Notarztteam die am Küchenboden liegende Patientin versorgen können. In der Diagnostik und Erstversorgung übernimmt zunächst der Notarzt die Führungsrolle. Vermutlich aufgrund einer Hirnblutung atmet die Patientin nur noch eingeschränkt spontan. Daher entschließt sich der Notarzt zur Intubation und informiert sein Team über die Entscheidung. Der auch in der Luftrettung tätige Rettungsassistent schlägt an dieser Stelle vor, einen Hubschrauber zur Verlegung in die 40 km entfernte Neurochirurgie anzufordern. Damit wird ein wichtiger Impuls gegeben, der die Patientenversorgung maßgeblich verbessern kann. Nach Abschluss der Intubation gilt es nun, die adipöse Patientin intubiert/beatmet aus dem 3. Obergeschoss in den Rettungswagen zu bringen. Dafür wechselt der Notarzt unbemerkt den Führungsstil und nutzt die Kooperation des Teams, indem er aktiv Meinungen einholt. Kurzzeitig übernimmt jetzt ein erfahrener Rettungsassistent die Führung, welcher vorschlägt, die Patientin mittels einer Drehleiter über den Balkon aus der Wohnung zu holen. Der Notarzt ist mit der Entscheidung einverstanden und der weitere Einsatzablauf erfolgt in enger Kooperation zwischen Notarzt, Rettungsassistenten und der Feuerwehr.

Wir stellen also fest, dass die verschiedenen Kompetenzen innerhalb eines Teams nur dann optimal genutzt werden können, wenn jedem Teammitglied die Möglichkeit gegeben wird, seine Expertise (oder freien Ressourcen) rechtzeitig einzubringen. Je stärker die hierarchischen Strukturen (und damit die Zentralisierung auf die Führerfigur) ausgebildet sind, desto weniger wird dies gelingen.
Ein Team, welches dynamisch geführt wird und nur einen flachen Autoritätsgradienten lebt, kann sogar den Ausfall der formellen Führung vollständig kompensieren. Als Beispiel dient uns hier die Narkoseeinleitung, in der ein junger Anästhesist aufgrund eines kritischen Atemweges seine mentalen Ressourcen vollständig verbraucht hat und damit handlungsunfähig wird. In dieser Situation könnte die erfahrene Anästhesieschwester in der Lage sein, das Problem mit einer Atemwegsalternativen selbstständig zu lösen.

Führungsstile können und dürfen also wechseln. Außerdem sollte innerhalb der Teamführung das Gesamtziel nie aus den Augen verloren werden. Statt also Energie darauf zu verschwenden, seine Teamposition (z. B. den Führungsanspruch) zu verteidigen, sollte jede Entscheidung und Handlung dem Gesamtziel dienen. Und das ist mit einer optimalen Patientenversorgung meist klar definiert. Es geht also nicht darum Recht zu haben, sondern das Richtige zu tun! Der Begriff „Führung" ist auch kein Synonym für „Recht-haben", daher dürfen die Entscheidungen der formellen Führung durchaus hinterfragt werden. Das kann unter Umständen schwere Zwischenfälle vermeiden.

Beispiel Dosierungsverwechselung:
Aufgrund einer kurzen Ablenkung verordnet der Stationsarzt einer Patientin 2000 g Penicillin per os.
Dem Pfleger kommt diese ungewöhnliche Dosierung seltsam vor, er führt die Verordnung daher nicht aus. In einem kurzen

Telefonat lässt sich das Missverständnis schnell aufklären, es sollten natürlich nur 2000 mg verabreicht werden. Blinder Gehorsam hätte hier schnell zu einer Katastrophe führen können.

Führung sollte sich also nicht alleine über die formelle Position definieren, sondern vielmehr durch die situative Performance. Für beide Seiten gilt aber grundsätzlich: „Hierarchien respektieren, Einwände tolerieren". Der Chef ist nun mal der Chef und hat neben der juristischen Verantwortung auch die Pflicht, sein Team zu führen. Wer geführt wird, der lässt sich führen. Was allerdings nicht bedeutet, sich bequem in die geistige Hängematte zu legen und alle Verantwortung „nach oben" zu schieben. Selbstständiges Denken ist Trumpf!

3.6 Juristische versus moralische Verantwortung

Die Frage der Verantwortung ist unmittelbar mit der Frage der Führung verknüpft. Anders ausgedrückt könnte man sagen, dass die Teamführung immer für die Aktivitäten (und Folgen) des Teams verantwortlich ist.
Allerdings hat der Begriff „Verantwortung" eine etwas differenzierte Betrachtung verdient.
Zunächst einmal haben wir eine formal-juristische Verantwortung. Innerhalb eines Teams kann man oft zwischen einer Delegationsverantwortung sowie einer Durchführungsverantwortung unterscheiden, obgleich die Übergänge oft fließend sind und im Einzelfall sehr komplex sein können. Bei der juristischen Verantwortung geht es vor allem um die Frage der möglichen Haftung im zivil- und strafrechtlichen Sinne. Und genau hier steht die Teamführung im Fokus der Aufmerksamkeit, wohingegen einzelne Teammitglieder gelassen ihre Hände in Unschuld waschen (Stichwort „Melden macht frei"). Bei der juristischen Verantwortung besteht also ein deutlicher Gradient zwischen der oberen und der unteren Hierarchieebene. Bei einer gerichtlichen Auseinandersetzung ist aber ohnehin davon auszugehen, dass eine ganze Horde von Gutachtern die Situation retrospektiv analysieren und beurteilen wird.
Es gibt aber eine weitere, viel interessantere Form der Verantwortung, nämlich die sogenannte „moralische Verantwortung". Im Gegensatz zur formal-juristischen Verantwortung ist der Anteil der moralischen Verantwortung bei allen Mitgliedern eines Teams identisch.

Beispiel Fehlintubation:
Die Notärztin entschließt sich bei einer stark alkoholisierten Patientin zur Intubation. Dabei kommt es zu einer Fehllage in den Ösophagus, was zunächst nur von den beiden Rettungsassistenten bemerkt wird.
Einen Hinweis auf die wahrscheinliche Fehllage ignoriert die Notärztin und verweist auf ihre langjährige Berufserfahrung. Obwohl sich die Anzeichen einer Fehlintubation verdichten, verweigert die Notärztin eine Re-Intubation. Die Infragestellung eigener Maßnahmen bei gleichzeitig knappen mentalen Ressourcen ist ein häufiges Problem (siehe auch „Kompetenzgefühl„)

Juristisch ist die Rechtslage hier ziemlich klar: Die Notärztin wird aufgrund ihrer Ausbildung, ihres Berufsstandes und der daraus resultierenden Fachkompetenz mögliche straf- und zivilrechtliche Folgen ihrer Maßnahmen tragen müssen. Vor allem, wenn sie vom Team bereits auf einen möglicherweise schweren Fehler hingewiesen wurde.
Moralisch allerdings ist dieser Fall etwas komplexer. Beide Rettungsassistenten sind nämlich Zeuge eines dramatischen Fehlers geworden, der im schlimmsten Fall den Tod eines Menschen verursachen kann. Diese moralische (Mit-)Verantwortung überträgt sich zwangsläufig auf jedes Teammitglied, welches Zeuge dieser Situation wurde. Wird man

sich dieser Patientenverantwortung bewusst, reicht diese zum Teil weit über den Einsatz hinaus. Jedes Teammitglied muss in der Folge solcher Zwischenfälle einen Weg finden, mit dem Gefühl der Untätigkeit oder Hilflosigkeit umzugehen. Unabhängig vom Berufsstand, der Ausbildung und der Erfahrung ist also moralisch gesehen jedes Teammitglied gleichermaßen für den Patienten verantwortlich. Daher ist diese Form der Verantwortung auch kaum übertragbar.

Interessanterweise finden bezüglich der juristischen Verantwortung regelmäßige und intensive Diskussionen statt. Dies ist ein ganz typischer Hinweis auf die sogenannte „Culture of blame" (siehe Kapitel „Sicherheits- und Fehlerkultur". Die moralische Verantwortung hingegen scheint den wenigsten Teammitgliedern bewusst zu sein und wird in aller Regel auch kaum thematisiert, dabei betrifft sie uns persönlicher (und häufiger) als wir glauben.

3.7 Rückmeldungen, Feedback, Kritik im Team

Der engmaschige Austausch innerhalb des Teams ist gerade in kritischen Situationen ein entscheidender Faktor für eine sichere Patientenversorgung. Das setzt voraus, dass eine Kultur der gegenseitigen Wertschätzung besteht und mit Vorschlägen, aber auch Kritik offen umgegangen wird. Bereits das Einfordern von Ideen und Vorschlägen drückt eine Form der Wertschätzung aus. Die Annahme von Einwänden oder auch Kritik zeigt ein Bekenntnis zur Unvollkommenheit und signalisiert gleichzeitig eine Lernbereitschaft. Bei hochrangigen Führungskräften eine leider selten anzutreffende Charaktereigenschaft!

3.7.1 Das Veto

Ein häufiger Diskussionspunkt in unseren Seminaren ist genau diese Konfliktsituation. Kombinieren wir zunächst den steilen Autoritätsgradienten einer dominanten Führung mit einer geringen gegenseitigen Wertschätzung im Team. Die Teammitglieder am unteren Ende der Hierarchie sind sich ihrer vollen moralischen Verantwortung für den Patienten oft gar nicht bewusst. Gleichzeitig bemerken sie ein grobes Fehlverhalten, vielleicht sogar einen bereits eingetretenen Behandlungsfehler durch den autoritären Teamleader. Welche Möglichkeiten stehen dem Team nun zur Verfügung?

Grundsätzlich hat jedes Teammitglied – unabhängig von Rang, Position und Erfahrung – die moralische Pflicht, unklare, missverständliche oder fragwürdige Entscheidungen und Maßnahmen anzusprechen. Gerade in kritischen Situationen ist es dabei von entscheidender Bedeutung, dass diese Intervention (Veto) klar, laut und deutlich formuliert wird, da sich womöglich einzelne Teammitglieder bereits in einem Stadium der reduzierten Wahrnehmung befinden. Eine dominante Führung darf hier nicht mit Handlungssicherheit verwechselt werden, oft ist sogar das Gegenteil der Fall!

Wir benutzen hier den Begriff der **„Veto-Kompetenz"**. Diese beschreibt die Fähigkeit einzelner Teammitglieder, Bedenken oder kritische Anmerkungen möglichst effektiv, also im Sinne des Gesamtzieles vorzubringen bzw. umzusetzen. Neben dem fachlichen Know-How, der Berufserfahrung und der Teamposition ergibt sich diese Veto-Kompetenz dabei maßgeblich aus einer stabilen bis extrovertierten Persönlichkeit, die ihrer moralischen Verantwortung für den Patienten sachlich aber energisch gerecht wird. Dies kann mittels Kommunikation oder durch konkrete Handlungsmaßnahmen geschehen.

Ist die verbale Übermittlung der geäußerten Bedenken nicht gelungen (keine Rückmeldung vom Empfänger), hilft nur noch Penetranz und Beharrlichkeit. Notfalls muss man seine Bedenken so lange wiederholen bis der Konflikt aufgeklärt wurde.

(Siehe auch: M. St. Pierre, A. Scholler, D. Strembski, G. Breuer, Simulations- und Trainingszentrum der anästhesiologischen Klinik der Uni Erlangen Anaesthesist 2012 61:857-866)

Infobox

Fragen ist Gold – Tipps, wie man widerspricht

- Bewusst verfolgen, was gemacht wird, mitdenken. Nicht davon ausgehen, dass der andere schon weiß, was er tut.
- Nur Widersprechen, wenn man die Sicherheit erhöhen möchte, nicht um andere zu bevormunden. Verwendet dabei Ich-Botschaften: „Ich halte das für gefährlich/falsch" oder „Ich schlage folgendes vor ..."
- Wenn etwas nicht dem entspricht, was man erwartet oder, wenn man ein unbehagliches Bauchgefühl hat, die Bedenken äußern. Aber auch in Betracht ziehen, dass man selbst falsch liegen könnte.
- Nicht um den Brei herumreden oder mit Gesten wie Augenbrauen runzeln seine Missbilligung ausdrücken. Konkrete Antworten vom Gegenüber einfordern: „Was denken Sie darüber?" oder „Brauchen Sie Hilfe?"

Das dies gerade im medizinischen Arbeitsbereich nicht immer einfach ist, wird jedem Rettungsassistenten und jeder Krankenschwester klar sein. Bei einer Befragung von 30.000 Piloten und 1.033 Ärzten vertraten 24 % aller Mediziner die Ansicht, dass unerfahrene Teammitglieder die Entscheidungen der Erfahrenen nicht in Frage stellen sollten. Bei den Piloten waren hingegen nur 2 % dieser Meinung. Hier zeigen sich die teamkulturellen Unterschiede sehr deutlich.

(Quelle: Helmreich, R. L., & Merritt, A. C. (1998). Culture at work in aviation and medicine: National, organizational, and professional influences. Brookfield, VT: Ashgate)

3.8 Hierarchiekonflikte/Teamkonflikte/Arbeitsklima

Chronische, oft über Jahre entstandene Team-Konflikte lassen sich so natürlich nicht lösen. Meist sind zeitintensive Mediatorengespräche oder ein professionelles Einzel- bzw. Team-Coaching notwendig. Dazu ist es allerdings notwendig, dass der Konflikt offensichtlich ist und ein signifikantes Risiko für die Patientenversorgung besteht. Dieser Faktor lässt sich leider kaum in validen Zahlen erfassen und bietet daher wenig Anreiz für den Arbeitgeber, hinsichtlich einer besseren Teamperformance aktiv zu werden.

Um auch in untergeordneter Hierarchieposition drohendes Unheil vom Patienten abwenden zu können, sind drei Dinge wichtig:

Übernehme Verantwortung für den Patienten
(Moralisch sind alle Teammitglieder gleichermaßen für den Patienten verantwortlich)

Hinterfrage fragwürdige Entscheidungen
(„Er wird schon wissen warum" ist eine schlechte Einstellung)

Äußere deutlich Bedenken und bleibe beharrlich
(Verschaffe dir Gehör und bestehe auf eine Begründung bzw. Korrektur)

4 Kommunikation

„Kommunikation ist die Antwort auf Komplexität"

Der gegenseitige Austausch von Informationen ist die Grundvoraussetzung aller Interaktion. Und je komplexer eine Situation, desto wichtiger ist die Qualität dieses Austausches. Weitgehend unerheblich ist dabei die Art der Kommunikation. Oft reicht bereits der Augenkontakt oder eine kurze Geste. Umgebungsabhängig kann es notwendig sein, eine Information verbal zu transportieren oder in vorgefertigten Modulen zu kommunizieren. Klassische Modelle helfen uns, diesen alltäglichen, aber dennoch sehr komplexen Austausch besser zu verstehen. Denn Kommunikation ist viel mehr als der reine Austausch von Sachinformationen und führt nicht selten zu Missverständnissen und Zwischenfällen.

Die Kunst, effektiv und zielgerichtet zu kommunizieren und dabei den Informationsstand im Team auf einer gemeinsamen Ebene zu halten ist glücklicherweise eine Frage von Training. Neben einem Grundverständnis menschlicher Kommunikation existieren einige nützliche Techniken, damit wir unter Stress nicht plötzlich sprachlos werden oder die Aufnahmefähigkeit verlieren.

Wir kommunizieren den ganzen Tag miteinander, ob geplant oder unbewusst. Den Blinker zu setzen (oder nicht) ist Kommunikation. Wir teilen uns mit, wenn wir der Kollegin die Tür aufhalten oder eine Textnachricht versenden. Die nette Plauderei oder eine Übergabe in der Notaufnahme sowieso. Drastischer formulierte es der Kommunikationsforscher Paul Watzlawick: Man kann gar nicht Nicht-Kommunizieren, denn selbst durch Schweigen teilen wir etwas mit.

4.1 Drei Ebenen der Kommunikation

Wenn wir sprachlich miteinander kommunizieren – also miteinander reden – haben wir gleich drei Ebenen, auf denen unsere Botschaft transportiert wird:

- die verbale Ebene – also die Sprache, der Inhalt unserer Botschaft, das, was wir aussprechen.
- die nonverbale Ebene – das sind Mimik und Gestik, mit denen wir unsere Unterhaltung begleiten.
- die paraverbale Ebene – das ist der Tonfall, die Betonung, der „Unterton", den wir unseren Sätzen mitgeben.

Stimmt die inhaltliche (verbale) Aussage nicht mit unserem Tonfall (paraverbale Ebene) überein, irritieren wir unseren Gesprächspartner. Es macht also wenig Sinn, eine Krankenschwester mit „Guten Morgen!" anzuschreien.

Ähnliches Unverständnis produzieren wir, wenn unsere Körpersprache (nonverbale Ebene) nicht mit dem Inhalt und dem Tonfall übereinstimmen. Steht beispielsweise jemand mit verschränkten Armen und gesenktem Kopf vor uns und nuschelt „Es geht mir gut", dann wissen wir sofort, dass es ihm in Wahrheit eher nicht gut geht.

Oft bewerten wir bei unklarer Kommunikation nur einzelne Ebenen, je nachdem, welche Ebene uns in der jeweiligen Situation plausibler erscheint. Dies passiert allerdings unbewusst und ist in der Regel sehr subjektiv.

Der überwiegende Teil unserer Kommunikation ist nonverbal (Mehrabian, A. (1981). Silent messages: Implicit communication of emotions and attitudes. Belmont, CA: Wadsworth). Die Art und Weise, WIE wir etwas sagen (non- und paraverbal) kann also wichtiger sein als das, WAS wir sagen (verbal). Wir sollten das bei der Kommunikation häufiger berücksichtigen.

Erfolgreich ist Kommunikation immer dann, wenn wir (als Sender) eine Nachricht so verpacken, dass unser Kommunikationspartner (als Empfänger) sie genau so aufnimmt, wie wir sie gemeint haben. Jeder wird bestätigen, dass das unter gewissen Umständen gar nicht so einach ist. Genauso wichtig ist die Rückkopplung vom Empfänger an den Sender. Nur wenn der korrekte Empfang einer Nachricht vom Empfänger bestätigt wurde, kann der Sender sicher sein, dass die Information vollständig angekommen ist und auch verstanden wurde (Closing Loop).

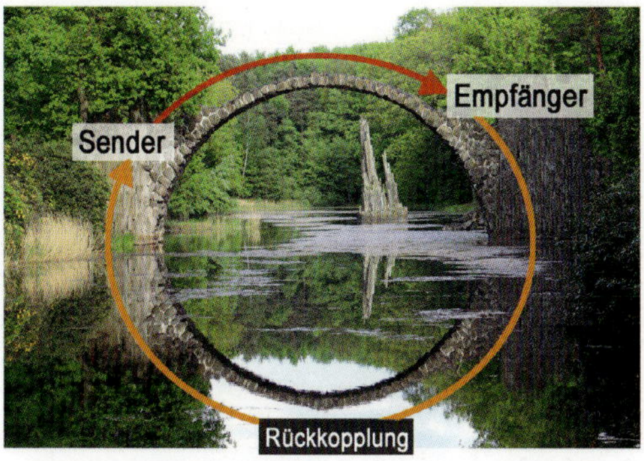

Diese Rundbrücke illustriert eine geschlossene Kommunikation. Die Kommunikation ist geschlossen, d. h. der Sender bekommt eine Rückmeldung (Spiegelung). Dies setzt allerdings voraus, dass das Wasser ruhig ist. In einer aufgewühlten Situation ist diese Rückkopplung kaum möglich.

Zwei wesentliche Aspekte erschweren diesen Informationstransfer:

4.2 Codierung/Decodierung

Sowohl der Sender als auch der Empfänger müssen über einen halbwegs identischen Sprachcode verfügen. Eine gemeinsame Sprache (Common Code) erleichtert daher die Kommunikation erheblich und ermöglicht uns einen Informationsaustausch. Der Sender kann seine Aussage so formulieren (Codieren), dass diese vom Empfänger fehlerfrei verstanden (Decodiert) wird. Und jeder, der sich im Urlaub schon mal mit „Händen und Füßen" verständigt hat, weiß wie wichtig eine gemeinsame Sprache sein kann. Neben unserer Muttersprache hat sich in der Medizin und dem Rettungsdienst übrigens ein Fachjargon entwickelt, der unsere berufliche Kommunikation meistens erleichtert, gelegentlich aber auch erschwert! Grundvoraussetzung, um mit diesem „Common Code" zu arbeiten ist die Existenz eines identischen mentalen Modells (siehe auch Seite...).

Eine gemeinsame Sprache (Common Code) und eine Codierung gibt es natürlich in jedem Bereich, egal ob es sich dabei um eine Sportmannschaft, ein Orchester oder eine Intensivstation handelt. Codierungen haben den großen Vorteil, dass sie die Kommunikation meist deutlich abkürzen. Wir sagen „HiloPe" statt „Hilflose Person" oder „KoPlaWu" anstelle von „Kopfplatzwunde". Auch komplizierte Sachverhalte können so vereinfacht werden: aus einer Schwerverletzten mit Rippenserienfraktur, stumpfem Bauchtrauma und instabilem Becken wird ein „Polytrauma mit B und C-Problem" (TraumaManagement®). Ihr Nachteil: alle Beteiligten müssen ganz genau wissen, worauf sich die Bezeichnung bezieht. (Wir haben eine Gruppe von 20 Feuerwehrleuten um ihre Definition eines „Motteks" gebeten. Natürlich wusste jeder, was ein Mottek ist, allerdings haben wir auch etwa 20 verschiedene Hammer beschrieben bekommen!) Bei der Verwendung von Codierungen im Einsatz muss also sichergestellt sein, dass alle Beteiligten sie eindeutig verstehen und dementsprechend decodieren können (Shared mental model).

4

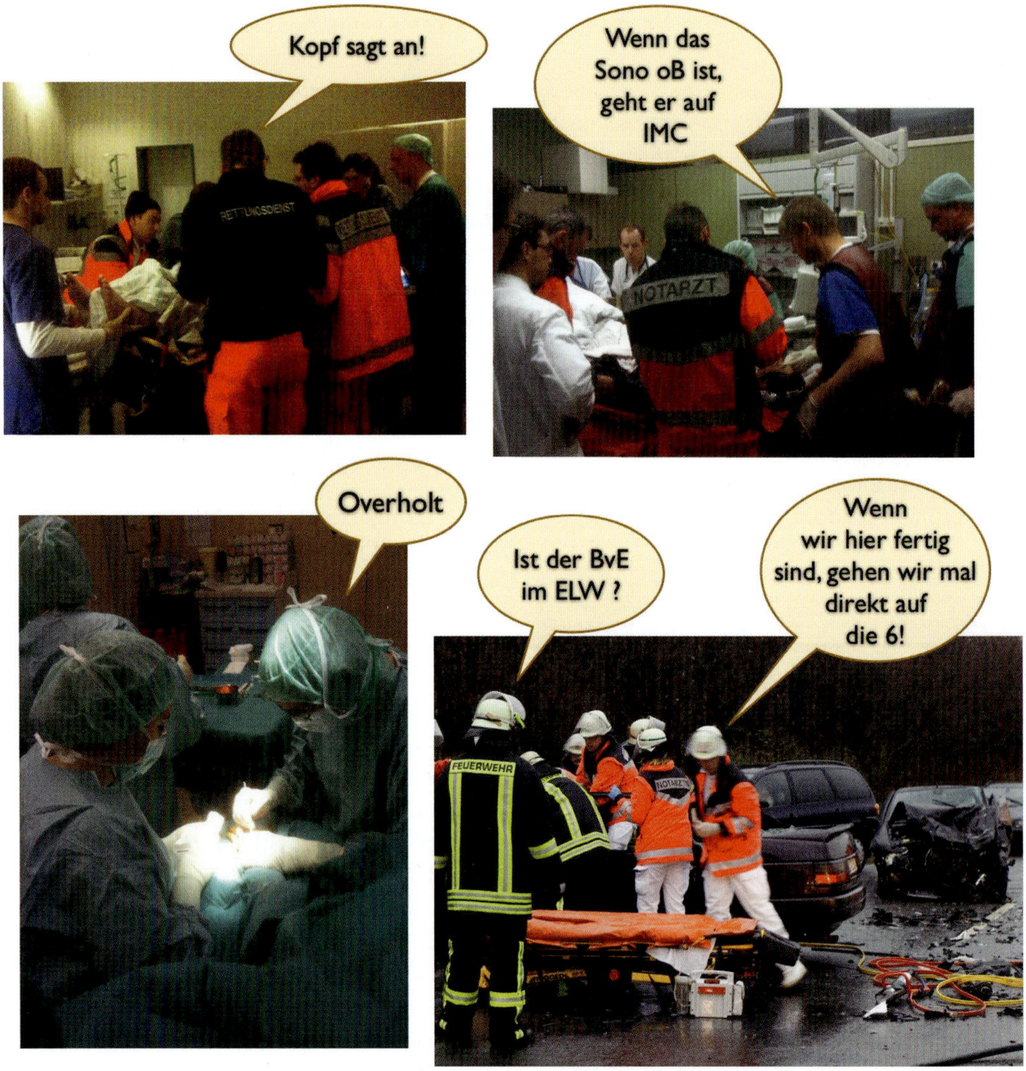

Beispiele für sehr teamspezifische Codierung

Beispiel:
Ein NEF-Team arbeitet seit Jahren oft und gern zusammen. Im Laufe der Zeit haben sowohl der Arzt als auch der Rettungsassistent eine eigene Codierung entwickelt: Die „Infarkt-Latte". Trifft also dieses NEF-Team auf einen Patienten mit Herzinfarkt, sagt der Arzt zu seinem Assistenten nur noch „Machst Du mal die Infarkt-Latte klar?".

Der Assistent macht sich also an die Arbeit und zieht die Herzinfarkt-Medikamente auf. Das scheint zunächst gut zu funktionieren, aber ...
Die RTW-Teams sind nicht eingeweiht. Sie wissen nicht genau, was sich hinter dem Begriff verbirgt, trauen sich aber auch nicht, nachzufragen. Natürlich müssen sie dem anderen RA nur zusehen um zu wissen, was der Arzt möchte. Das kostet

aber Zeit und blockiert unter Umständen den weiteren Therapieverlauf. Teamwork und Führung sieht jedenfalls anders aus. Und was passiert eigentlich, wenn es in der Standard-Medikation des Herzinfarkt eine Veränderung gibt? Durchaus möglich, dass der Notarzt beim Stichwort „Infarkt-Latte" bereits die neue Medikation erwartet, während sein Rettungsassistent weiterhin die alte Kombination anreicht.

Diese Art der inoffiziellen Eigencodierung ist also durchaus riskant und birgt immer das Risiko, dass einzelne Teammitglieder ausgegrenzt werden, da sie der Kommunikation schlichtweg nicht mehr folgen können.

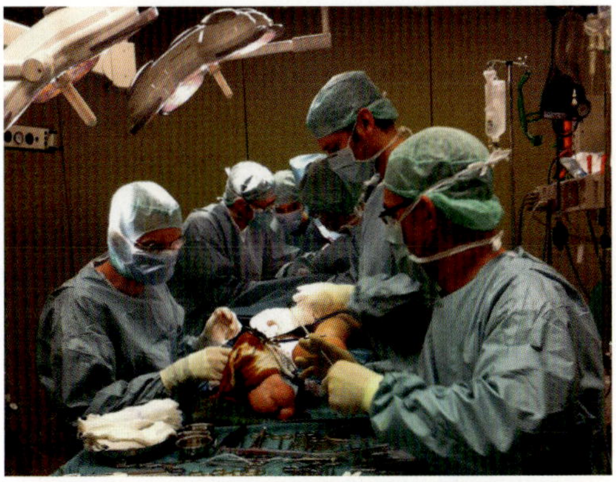

Infobox

In 25 % aller anästhesiebedingter Todesfälle ist mangelhafte Kommunikation der wesentliche Faktor. (Quelle: Arbous MS, Grobbee DE, van Kleef JW, de Lange JJ, Spoormans HH, Touw P, Werner FM, Meursing AE. Mortality associated with anaesthesia: a qualitative analysis to identify risk factors. Anaesthesia. 2001;56(12):1141-1153.)

4.3 Vier Seiten einer Nachricht (nach F. Schulz von Thun)

Die vier Seiten einer Nachricht beschreiben sehr anschaulich, dass wir mit jeder Art der Kommunikation neben der reinen Information auch andere Inhalte transportieren. Wir haben nämlich nur bedingt Einfluss auf die Decodierung des Empfängers und dies führt mitunter zu erheblichen Missverständnissen!

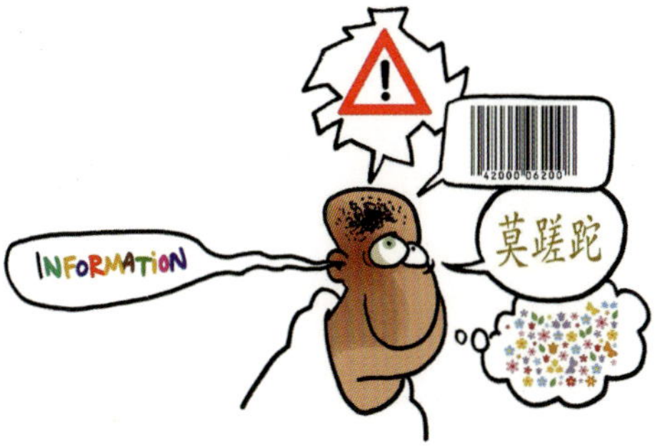

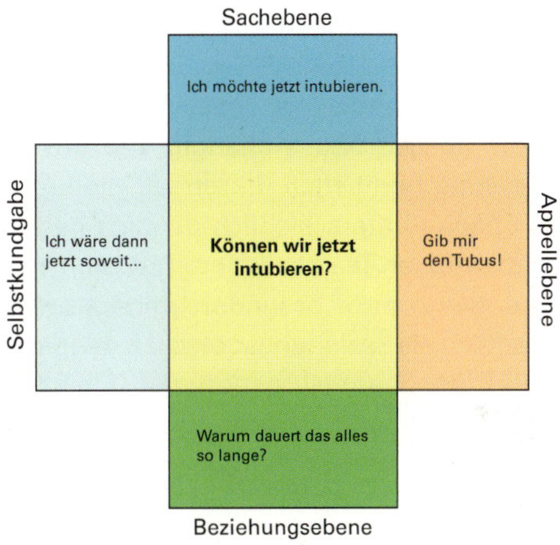

In unseren Aussagen verstecken sich meist vier verschiedene Botschaften:

- **die Sachinformation:** der reine sachliche Inhalt unserer Nachricht.
- **die Selbstoffenbarung:** ein Ausdruck unserer persönlichen Absichten und Gefühle.
- **die Beziehungsbotschaft:** eine Aussage über das Verhältnis bzw. unsere Beziehung zum Gesprächspartner.
- **der Appell:** beinhaltet eine konkrete Aufforderung an unseren Gesprächspartner.

Beispiel:
Unmittelbar nach der Intubation eines Patienten betritt der Oberarzt die Narkoseeinleitung und fragt den jungen Assistenzarzt: „Liegt der Tubus richtig?"

4

Der junge Arzt kann diese Frage nun auf vier verschiedene Arten decodieren:

- Sachinformation: Der Oberarzt erfragt die korrekte Tubuslage.
- Selbstoffenbarung: Mein Oberarzt hat offensichtlich Zweifel bezüglich der Tubuslage.
- Beziehungsbotschaft: Hält mich der Oberarzt für einen schlechten Anästhesisten/traut er mir nicht?
- Appell: Ich soll überprüfen, ob der Tubus korrekt liegt.

Welche der vier Botschaften vom Empfänger wahrgenommen werden, hängt entscheidend von dessen Persönlichkeit und Tagesform, aber auch der Gesamtsituation ab. Anders ausgedrückt: Abhängig von unserer Verfassung und Laune hören wir die einzelnen Ebenen unterschiedlich deutlich heraus. Hat man einen Teamkollegen, mit dem man sich sowieso nicht besonders versteht, wird vermutlich die Beziehungsbotschaft deutlicher als die Sachebene wahrgenommen (Ein Effekt, der in nahezu jeder Beziehung Konflikte auslöst oder verstärkt).

Die Fehldeutung oder Überinterpretation einer Ebene kann erheblichen Einfluss auf die Teamkommunikation haben. Da kritische Ereignisse immer auch emotionale Ereignisse sind, rutschen wir allzu gerne von der Sachebene auf die Beziehungsebene. Hier dient ein verbaler Schlagabtausch auch gerne mal als Überdruckventil, um Adrenalin abzulassen. Trotzdem muss gerade in kritischen Situationen die Regel gelten: Im Zweifelsfall immer sachlich bleiben! Auch wenn der Eindruck entstanden ist, dass der Gesprächspartner gerade besonders persönlich kommuniziert, hilft es, professionell und sachlich zu bleiben. War der „persönliche Unterton" tatsächlich als Verbalattacke gedacht, sollte der Konflikt im Anschluss der Situation in Ruhe geklärt werden.

4.4 Kommunikationsregeln nach Konrad Lorenz

Kommunikation bestimmt unseren Alltag, unsere Beziehungen und letztendlich auch unsere Performance. Maßgeblich für das Erreichen des Gesamtzieles ist also eine möglichst fehlerfreie Kommunikation. Der Verhaltensbiologe Konrad Lorenz hat hierzu einige Regeln formuliert, die sich auf die Probleme unvollständiger Kommunikation beziehen.

- **„Gesagt ist nicht gehört"** – Kann der Empfänger den Sender überhaupt aufnehmen? (Akustisch-technisches Verständnis)
- **„Gehört ist nicht verstanden"** – Kann der Empfänger kognitiv umsetzen, worum ich ihn bitte? (Decodierung)
- **„Verstanden ist nicht einverstanden"** – Hat der Empfänger Einwände oder andere Vorschläge? (Kooperation)
- **„Einverstanden ist nicht angewandt"** – Zustimmung bedeutet nicht zwangsläufig Umsetzung. (Durchführungsbestätigung)

Eine wie wir finden wichtige Ergänzung der Lorenz-Regeln ist allerdings die Aussage **„Gedacht ist nicht gesagt"** – Hat der Sender seine Gedanken tatsächlich formuliert oder nur gedacht? (Verbalisation)
Interessanterweise beginnt die Rechtfertigung von Zwischenfällen ja meist mit „Ich dachte, Du hättest ..." oder „Ich dachte Du wüsstest ..." Daran wird sehr deutlich, dass die rechtzeitige, vollständige und unmissverständliche Kommunikation viele Alltagskatastrophen verhindern kann.

Praxis-Tipp
„Gehört ist nicht verstanden" – Hört euch diesen Satz genau an; versteht ihr, was gesagt wird?
Oft kommt es zu dramatischen Kommunikationsfehlern, weil Sender und Empfänger den Inhalt

einer Informa-tion nicht gleichwertig kodieren bzw. dekodieren können.

4.5 Faktor Mensch – Kommunikationsregeln

Für eine noch effektivere Kommunikation haben wir einige konkrete Vorschläge zusammengetragen. Diese sollen euch helfen, in Hochrisiko-Bereichen und insbesondere in kritischen Phasen die Kommunikation zu verbessern:

Einsatzplanung/Briefing (Vorbesprechung)
Um kritische Ereignisse sicher bewältigen zu können, ist ein gemeinsames mentales Modell (Shared mental model) sehr wichtig. Um dies zu erreichen, muss sich das Team über die Gesamtsituation vollständig im Klaren sein und alle Informationen teilen („Der Patient wird um 17:30 Uhr mit dem RTH eintreffen und zunächst im Schockraum versorgt"). Darüber hinaus ist es ratsam, prospektive Strategien abzusprechen, um auf unerwartet Komplikationen besser reagieren zu können („Wenn die Intubation nicht gelingt, versuchen wir es mit einem Larynxtubus...").

Infobox

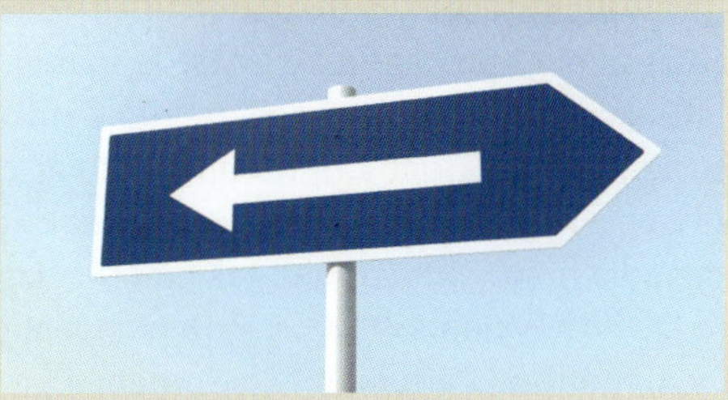

Kennt ihr schon die „5-P-Regel"?
„**P**roper **P**reparation **P**revents **P**oor **P**erformance"
(Eine gute Vorbereitung verhindert eine schlechte Leistung)
Diese Regel ist in der Vorbereitung auf kritische aber gleichzeitig planbare Manöver sinnvoll. (Stichwort „Atemwegsalternativen" bei Kindernarkosen)

Rückmeldung/Feedback
Nicht nur im Rahmen eines Briefings sondern im gesamten Einsatzverlauf ist es wichtig, dass das Team den Austausch von Informationen pflegt. Jedes Teammitglied hat das Recht und die Pflicht, wesentliche Informationen an das gesamte Team weiterzugeben. Nur so kann das Gesamtpotential des Teams ausgeschöpft werden. Bezüglich wichtiger Informationen besteht allerdings nicht nur eine Bringeschuld, sie können auch abgerufen werden. Fragt beispielsweise der Notarzt nach Stabilisierung des schwerverletzten Patienten, ob noch jemand Ideen oder Anmerkungen hat, so kann dies zur Folge haben, dass das Team wichtige Impulse liefert, auf die der Notarzt vielleicht gar nicht gekommen wäre.

„Im Einsatz wird nicht diskutiert" – Stimmt, wenn es um persönliche Befindlichkeiten geht (siehe „Beziehungsebene"). Stimmt nicht, wenn es um Bedenken, Vorschläge und Ideen geht, die das Team eventuell voranbringen könnten. Viele Teammitglieder scheuen sich davor in Gegenwart eines Patienten zu diskutieren. Dies könnte Unsicherheit oder Unstimmigkeiten innerhalb des Teams offenbaren und dadurch unprofessionell wirken. Vielleicht nimmt der Patient ein Ideen- und Meinungsaustausch auch ganz anders wahr. Nämlich als aufrichtiges Bemühen, die optimale Versorgung seiner Erkrankung zu erörtern. Das wiederum signalisiert Authentizität und Wertschätzung. Sage was Du tust und tue, was Du sagst! Maßnahmen werden angekündigt, erhobene Werte an alle weitergegeben. Jede Aussage beinhaltet eine gewisse Verbindlichkeit, wer eine Maßnahme ankündigt, ist auch für deren Durchführung verantwortlich (siehe dazu auch das Kapitel „Führung: Veto/Veto-Kompetenz").

Eindeutige/Präzise Kommunikation
Bemüht euch um eine geschlossene Kommunikation und gebt eine Empfangsbestätigung zurück an den den Sender der Nachricht. Kommuniziert verständlich und eindeutig. Gerade

bei abgekürzter Kommunikation sind Missverständnisse (und daraus resultierende Zwischenfälle) keine Seltenheit.

Beispiel:
Der Notarzt landet mit dem Rettungshubschrauber in einem entfernten Landkreis. Während der Patientenversorgung sagt er zu dem fremden Rettungsassistenten: „Zieh mal ´ne Dormicum auf und gib dem Patienten schon mal die Hälfte". Der Notarzt ging bei dieser Aussage von einer Dosierung 5 mg/5 ml aus, was zu einer Applikation von 2,5mg Dormicum geführt hätte.
Der Rettungsassistent kannte aus seinem Landkreis nur die Dosierung 15 mg/3 ml. Obwohl ihm die Gabe von 7,5 mg Dormicum sehr hoch erschien, kam es zu keiner Rückfrage. Die Patientin trübte im Verlauf deutlich ein, so dass eine assistierte Beatmung erforderlich war. Das wiederum irritierte den Notarzt.

Beachtet die geschlossene Kommunikation zwischen Sender und Empfänger. Dies gelingt unter Stress oder bei hoher Umgebungsdynamik nur mit einer eindeutigen, meist verbalen Rückkopplung („Okay, ich gebe dem Patienten 2,5 mg Dormicum"). Diesen Prozess nennt man „Read-back" und ist den meisten bereits vom Sprechfunk geläufig.

Priorisierte Kommunikation / „enge" Kommunikation

Weniger ist manchmal mehr. Da unsere Wahrnehmung in kritischen Situationen nur eingeschränkt funktioniert, müssen wir unsere Kommunikation priorisieren. Ziel ist die Konzentration auf wichtigen Informationen. Kurze, knappe, aber dafür präzise Formulierungen bilden ein enges Kommunikationsnetz und ermöglichen die Fokussierung auf das Wesentliche. Diese Form der Kommunikation kommt beispielsweise bei Konzepten der strukturierten Traumaversorgung zur Anwendung.

Infobox

Lasst euch nicht vom Audiokommentar dieses Videos beeindrucken: Die Schockraumszene zeigt eindrucksvoll, wie sehr die Qualität unter der Quantität leiden kann. Ungefiltert fließen hier innerhalb von 130 Sekunden über 100 Informationen vom Notarzt zum Trauma-Leader. Eine Priorisierung ist dabei kaum erkennbar und das Team im Hintergrund ist bereits autonom und in der Weiterversorgung tätig (siehe hierzu auch das Kapitel „Situative Wahrnehmung" sowie „Entscheidungsprozesse und Risikomanagement": Initialphase einer kritischen Situation).
Fairerweise muss man feststellen, dass es sich hierbei um eine ältere Aufnahme handelt; Einflüsse moderner Konzepte zur strukturierten Traumaversorgung (Stichwort „C-Problem") sind daher noch nicht etabliert.

Notfall-Kommunikation

„Weg vom Patienten – Schock!" oder „Kopf zuerst!" sind Aussagen mit Signalwirkung. Sie informieren das gesamte Team und fordern eine unmittelbare Handlung ein. Hilfreich sind in unübersichtlichen Situationen auch tief im Bewusstsein verankerte Leitsätze, sogenannte „Spikes". Sie fungieren als mentale Haken und können aus der Erinnerung heraus zur Notfallmaxime werden. Beispiele: „Treat first what kills first", „If in doubt, take it out" bzw. das DOPE*-Schema (*DOPE = Disconnection / Oxygenation / Perfusion / Equipment als potentielle Ursachen einer Beatmungsproblematik).

Risiken der Kommunikation

Auf die Komplexität von Kommunikation haben wir bereits mehrfach hingewiesen. Diese Komplexität führt mitunter zu Problemen und Missverständnissen, die wir etwas differenzierter betrachten wollen:
Da wäre zunächst einmal das Problem des

„Fachjargons" (Common Code), der kommunikativen Abkürzungen und der Floskeln bzw. Sprüche. Für den Anästhesisten ist eine „Lama" eine Larynxmaske, der Praktikant versteht darunter eventuell einen spuckfreudigen Vertreter aus der Gruppe der Kamele. „Gib mal den Schnorchel" würde unter Tauchern eine andere Reaktion hervorrufen als bei einem Rettungsteam. Besonders unangenehme Folgen können flapsige Sprüche haben. Was denken wohl die Angehörigen, wenn eine Rettungsassistentin den Notarzt fragt: „Willst Du den Patienten hier oben abschießen oder erst im Rettungswagen?" („Abschießen" = Rettungsdienstjargon für „Narkoseeinleitung"). Ein weiterer Risikofaktor sind Abkürzungen: Der HWI kann sowohl einen Harnwegsinfekt als auch einen Herzinfarkt beschreiben. Offensichtlich breiten wir hier dem Missverständnis einen roten Teppich aus.

Noch gefährlicher sind überzeugt geäußerte Vermutungen. Diese werden dadurch schnell zu Tatsachen und damit nur noch selten in Frage gestellt. „Ich glaube, dass ist nur eine Migräne" wird also zur Diagnose „Migräne" und verhindert im schlimmsten Fall den Ausschluss einer Hirnblutung.

Vermeide Kommunikations-Cluster

Gerade in unübersichtlichen Situationen (Schockraum, Intensivstation, Verkehrsunfall) neigen wir dazu, den Informationsaustausch auf Teammitglieder zu beschränken, die in unserer unmittelbaren Nähe stehen. Dadurch entstehen kleine Untergruppen, die meist aus 2-3 Personen bestehen. Wir nennen diese Zellen „Kommunikations-Cluster". Innerhalb dieser Cluster wird zwar intensiv miteinander kommuniziert – aber eben nur noch untereinander. So gehen Informationen und eine zielgerichtete Teamdynamik verloren. Das Team arbeitet kaum noch Hand in Hand, stattdessen weiß die linke Hand nicht mehr, was die rechte tut. Chaos und Stress sind die Folge. Die Lösung wäre neben einer strukturierten Kommunikation ein Trauma-Leader oder LNA, der seine Ressourcen nicht mit manuellen Maßnahmen blockiert, sondern seiner Funktion als interdisziplinärer Koordinator nachkommt.

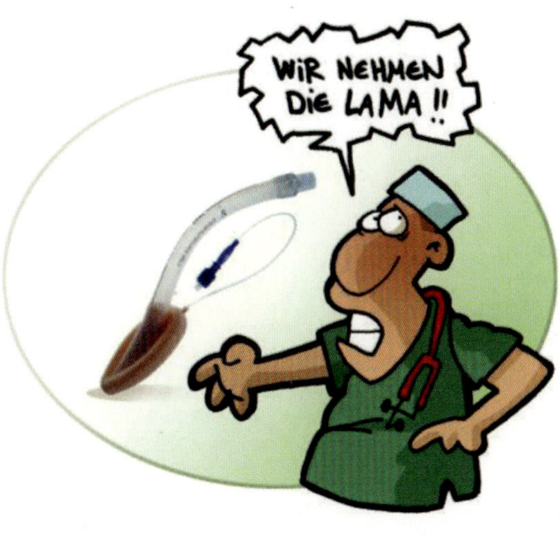

Für den einen ist es eine Beatmungsmaske...

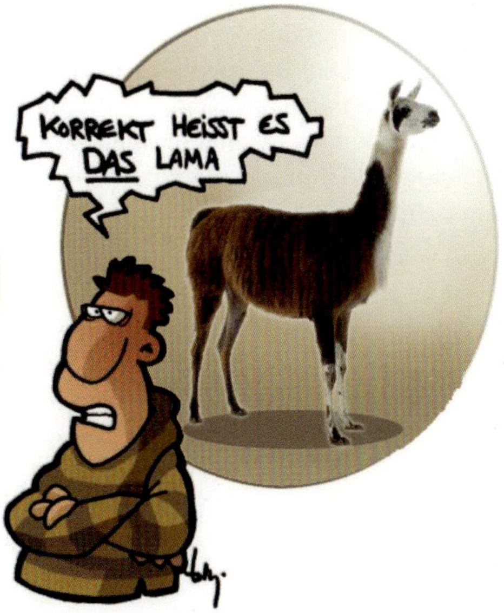

...für den anderen das einfältigste Tier der Welt.

Debriefing nach komplexen Situationen (Nachbesprechung)

Analog zur Vorbesprechung gilt es auch nach komplexen oder außergewöhnlichen Ereignissen eine Nachbesprechung durchzuführen. Eine Nachbesprechung hilft den Teammitgliedern, durchgeführte Maßnahmen zu reflektieren und zu evaluieren. Nur so können Zwischenfälle selbstkritisch analysiert werden. Dies verhindert vielleicht eine Wiederholung. Positive Abläufe wiederum stärken die Teamkohäsion und motivieren für zukünftige Situationen.

In einem Briefing dominieren die Fakten. Was genau ist abgelaufen, welche Maßnahmen wurden durchgeführt, welches Ziel wurde angestrebt, wie war das Ergebnis? Auch Emotionen dürfen in einer Nachbesprechung thematisiert werden: Gab es für einzelne Teammitglieder Konfliktsituationen oder kam es zu Spannungen? Gegebenenfalls muss hier ein Mediator einbezogen werden.

Abschließend kann eine Übereinkunft oder Zielvereinbarung getroffen werden. So werden die Erkenntnisse der Nachbesprechung verwertet, um die zukünftige Teamleistung zu verbessern. Dazu muss das Team allerdings lernfähig sein und eine kontinuierliche Verbesserung anstreben. Bei komplexen Zwischenfällen kann es notwendig sein, zur strukturierten Aufarbeitung der Situation einen externen Mediatoren oder die zuständige Rechtsabteilung zu integrieren.

5 Risikomanagement & Entscheidungsfindung

„Unser Entscheiden reicht weiter als unser Erkennen"

Täglich treffen wir eine Unzahl an Entscheidungen. In den meisten Fällen geht es dabei glücklicherweise nicht um Leben oder Tod. Leider verändert sich unser Denkprozess in kritischen Situationen erheblich! Wir greifen in Stressphasen lieber auf bewährte Handlungsmuster zurück ohne mögliche Alternativen in Erwägung zu ziehen. Diese emotionalen „Notentscheidungen" sind zwar schnell verfügbar, aber keineswegs objektiv. Eine Analyse der Situation oder die Abwägung möglicher Alternativen wird aus Zeitgründen gar nicht durchgeführt. Dabei kann es viel wichtiger sein, statt einer SCHNELLEN Entscheidung eine RICHTIGE Entscheidung zu treffen.

Keine Situation ist frei von Risiko. Diese sehr allgemeine Aussage beinhaltet einen wesentlichen Kern des Risikomanagements. Da auf jede Aktion eine entsprechende Reaktion erfolgt, müssen wir uns im Vorfeld wesentlicher Maßnahmen über die „Risiken und Nebenwirkungen" im Klaren sein. Beispielsweise kann sich eine elektive Intubation aufgrund von Komplikationen bis zur Not-Koniotomie ausweiten.

Wahrnehmung, kognitive Verarbeitung der Informationen sowie unser Repertoire an Fachwissen und Erfahrung bilden die Grundlage für den Entscheidungsprozess. Kritische Situationen beeinflussen aufgrund des erhöhten Stresspegels unsere kognitiven Fähigkeiten erheblich. Das hat wiederum Einfluss auf unsere Wahrnehmung, Kommunikation und unsere Fähigkeit, Entscheidungen zu treffen. Dabei erfüllt der Entscheidungsprozess eine zentrale Rolle bei der Bewältigung von Problemen.
Kritische Situationen laufen nahezu immer nach einem identischen Muster ab:
In der Initialphase kritischer Situationen muss gelten: Mehr Information, weniger Dynamik!

Praxis-Tipp
Eine ruhige und strukturierte Patientenübergabe kann dazu beitragen, dass einerseits die Dynamik reduziert wird und andererseits der Information ein höherer Stellenwert eingeräumt wird. Praxisempfehlung: Alle Teammitglieder hören während der Übergabe aufmerksam zu (ohne parallel umzulagern oder ähnliche Maßnahmen durchzuführen!).

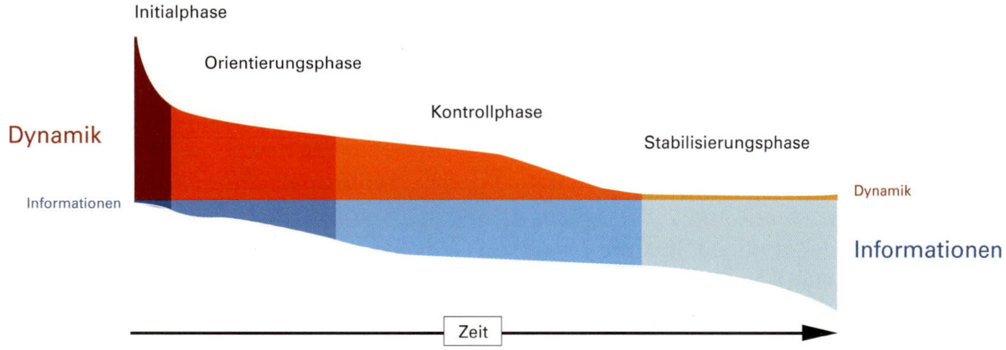

Die **Initialphase** ist durch ein Missverhältnis von Dynamik und Information geprägt. Mit unserem Eintreffen haben wir einen oft nur geringen Informationsstand. Ein Einsatzstichwort auf dem Funkempfänger, ein knappes Telefonat, schlimmstenfalls sogar überhaupt keine Informationen. Gleichzeitig ist die Situation von einer hohen Dynamik geprägt: Menschen laufen durcheinander, optische und akustische Reize überfluten die Szene.

In der **Orientierungsphase** versuchen wir, aus der Vielzahl an Eindrücken ein stimmiges Bild zu entwickeln. Um handlungsfähig zu bleiben, ist es wichtig, dass dieses Bild plausibel ist. Nur so können wir auf gespeicherte Reaktionsmuster zurückgreifen und aktiv werden. Erste – meist heuristische – Entscheidungen werden getroffen. Die Gefahr lauert in der nach wie vor hohen Dynamik. Wir lassen uns nämlich allzu leicht von der Ablaufgeschwindigkeit der Ereignisse beeindrucken und werden damit zum leichten Opfer unserer Emotionen. Statt alle Verletzten einer großen Unfallstelle zu sichten, lassen wir uns von einem Polizisten zu einem Patienten mit einer harmlosen Knieverletzung abziehen.

Wenn wir die ersten Minuten der Orientierung überstanden haben, beginnt die **Kontrollphase**. Wir haben nun genügend Informationen, um die Situation beeinflussen zu können. Die Geschwindigkeit der Ereignisse nimmt in dieser Phase deutlich ab und wir verfügen zunehmend über freie Ressourcen. Dadurch kommunizieren wir besser und sind in der Lage, Alternativen zu entwickeln.

Hat sich eine kritische Situation entspannt, haben wir die **Stabilisierungsphase** erreicht. Die Dynamik ist weitgehend verschwunden, die Lage dafür überschaubar und vorhersehbar. Alle Teammitglieder verfügen über ein Maximum an Informationen, Re-Evaluation und Antizipation sind problemlos möglich.

Beispiel Schockraum:
Das Traumazentrum erhält um 15 Uhr von der Rettungsleitstelle die Information, dass in 10 Minuten ein Rettungshubschrauber mit einer schwerverletzten Person nach Verkehrsunfall landen wird. Der Patient ist intubiert und beatmet. Das Schockraumteam wird alarmiert und bereitet sich auf die Versorgung eines Polytraumas vor.
Um 15:15 Uhr trifft der Patient im Schockraum des Traumazentrums ein. Die Initialphase beginnt, optische und akustische Reize überfordern die Aufnahmekapazitäten des Schockraumteams deutlich. Nach Übergabe und Rückzug des Rettungsdienstes beginnt um 15:20 Uhr die Orientierungsphase. Diagnostische Maßnahmen verbessern die Informationsqualität, aber der Patient ist weiterhin kritisch. Erste Therapiemaßnahmen beginnen. Beim Verdacht auf schwere innere Blutungen will der chirurgische Oberarzt sofort in den OP. Diese Entscheidung ist hochemotional und mögliche Alternativen werden ausgeblendet.
Es ist inzwischen 15:30 Uhr. In der Kontrollphase machen sich erste Therapieerfolge bemerkbar. Der Patient hat unter der Volumentherapie einen ausreichende Blutdruck, die Beatmung ist unauffällig und der Hb stabil. Nach kurzer Absprache innerhalb des Teams wird nun entschieden, zunächst ein Ganzkörper-CT (Traumaspirale) durchzuführen. Hier beginnt die Stabilisierungsphase (15:40 Uhr). Der Patient ist weniger kritisch als initial angenommen und die CT-Diagnostik führt zu zahlreichen Informationen. Die Gesamtsituation hat sich deutlich beruhigt und der Patient wird im weiteren Verlauf in den OP gefahren.

Natürlich gibt es auch andere Verlaufsformen kritischer Situationen. Erscheint die Lage zunächst völlig harmlos, kann sich eine Dyna-

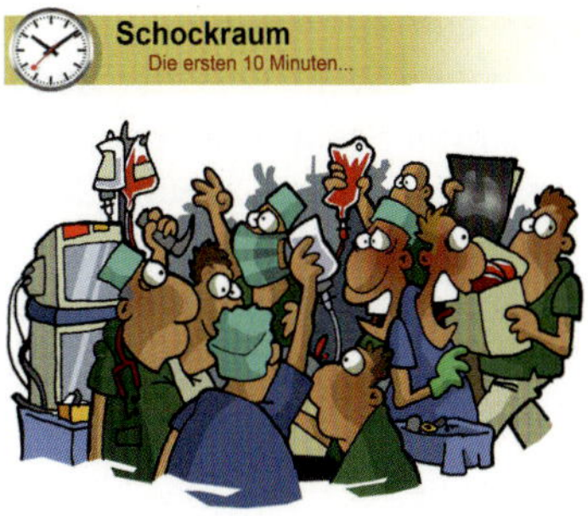

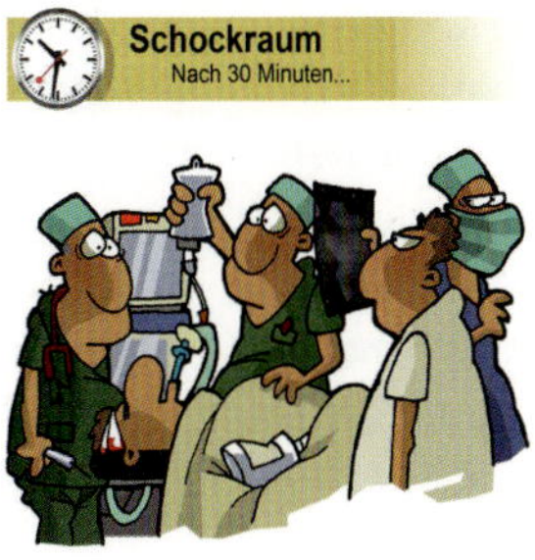

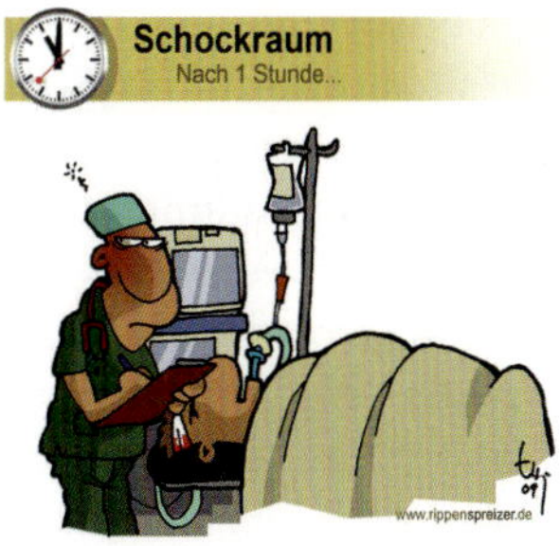

mik auch erst im Therapieverlauf entwickeln. Wir sprechen dann von einer verzögerten Dynamik. Hier besteht die Gefahr, dass die Verlaufsentwicklung unterschiedlich wahrgenommen wird und Teile des Teams gar nicht bemerken, dass die Dynamik zunimmt. Auch bereits ermittelte Informationen können wieder verworfen oder verloren gehen.

5.1 Problem Solving Strategies (PSS)

Kritische Situationen treten in der Regel in Kombination mit Problemen auf. Das kann ein schwieriger Venenstatus oder eine allergische Reaktion sein. Ein laut schreiendes Kind nach Verbrühung oder eine eingeklemmte Person in einem brennenden Fahrzeug. Die Herausforderung besteht darin, diese Probleme schnellstmöglich zu lösen, um mögliche Folgeschäden abzuwenden. Basierend auf unserer Ersteinschätzung (also relativ wenig Informationen) und unserer Vorerfahrung (individuell sehr unterschiedlich) muss also eine Entscheidung getroffen werden. Diese Entscheidung ist der erste Schritt zur Problemlösung.

5.2 10 Sekunden für 10 Minuten

Anhand zahlreicher Beispiele haben wir nun versucht zu verdeutlichen, dass wir in kritischen Situationen dazu neigen, Dinge schnell statt gründlich zu entscheiden. Dabei sind die schnellen Entscheidungen meist impulsiv, d. h. emotional. Wenn wir also die Geschwindigkeit unserer Entscheidungen zugunsten einer gründlicheren Bewertung reduzieren möchten, brauchen wir Leitsätze (siehe auch „Spikes"). Einer davon lautet: „10 Sekunden für 10 Minuten!" Die Kernaussage dieser Regel fordert, lieber 10 Sekunden zu überlegen, statt 10 Minuten in eine falsche Richtung zu laufen. Es ist eine Verhaltensstrategie der Entschleunigung und führt im besten Fall zu einer kurzen Unterbrechung der Dynamik. Wir haben Zeit, die Ereignisse von verschiedenen Seiten zu betrachten und Alternativen zu entwickeln. Murphy hat es sehr treffend formuliert: „If things go wrong – don´t go with them!"

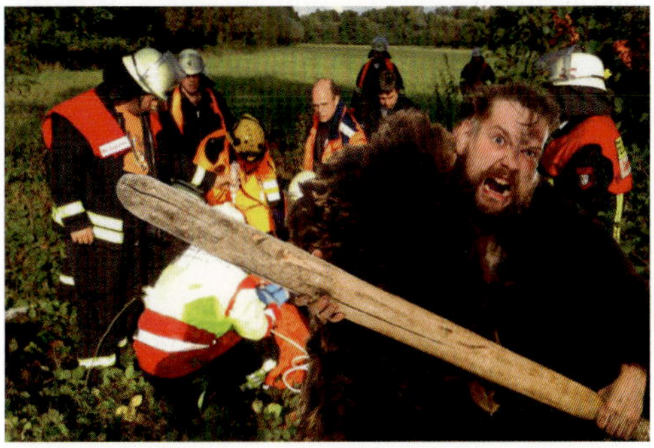

5.3 Vom langsamen und schnellen Denken

Wenn es darum geht, Entscheidungen zu treffen, haben wir mehrere Möglichkeiten. Diese möchten wir im Folgenden kurz vorstellen: Da wäre – wie bereits an einigen Stellen erwähnt – der **impulsive/intuitive Ansatz**. Unsere Standardvariante, wenn wir einem hohen Entscheidungsdruck ausgesetzt sind (z. B. ein Säugling, der nach Aspiration eines Kleinteils die Atemwege vollständig verlegt hat). Die wesentlichsten Antriebskräfte dieser Impulsentscheidungen sind meist archaischer Natur.

Angst oder Verdrängung, aber auch Kampfeswille (siehe auch „Stress/Stressverhalten"). In der Steinzeit mag diese Form der Entscheidungsfindung aufgrund der Geschwindigkeit vorteilhaft gewesen sein. Auch die Panik als Steigerungsform der natürlichen Angstreaktion ist uns sicherlich bekannt. Verdrängung geschieht immer dann, wenn wir einer Situation entkommen wollen und erst mal etwas völlig Unnötiges machen („Ich hol schon mal die Trage" in der Sichtungsphase einer Großschadenslage). Die Kampfreaktion ist oft Hintergrund aggressiver Manöver oder übertriebener Therapiemaßnahmen („Der Patient muss sofort in den OP!").

Ebenfalls tief in unseren basalen Hirnstrukturen verankert ist der **heuristische Ansatz**. Aktuelle Eindrücke werden mit ähnlichen Mustern in unserer Erinnerung abgeglichen. Daraus wird eine Entscheidung abgeleitet, die ebenfalls sehr schnell verfügbar ist. Diese Form der Entscheidung kommt dann zum Einsatz, wenn wir nicht innerhalb von wenigen Sekunden reagieren müssen, aber auch nicht allzu viel Zeit haben (z. B. eine schwierige Venenpunktion). Hier bedienen wir uns gerne aus „mentalen Schubladen", in denen wir im Laufe der Jahre fein säuberlich das Know-how und die Techniken zur Bewältigung von Standardproblemen verstaut haben. So gibt die beispielsweise eine „Trauma-Schublade", eine Schublade für den schwierigen Atemweg oder eine „ Herzinfakt-Schublade". Dummerweise fällt es uns sehr schwer, aus mehreren Schubladen gleichzeitig zu arbeiten. Wenn wir uns also bereits aus der „Asthma-Schublade" bedienen, ist es schwierig, auch noch die Schublade zur Diagnostik und Bewältigung eines kardialen Lungenödems aufzumachen, ohne dass sich unser (unbewusstes) Kompetenzgefühl bedroht fühlt.

Eine dritte Variante ist der **algorithmusbasierte Entscheidungsprozess**. Hier findet eine gründliche Abwägung aller Vor- und Nachteile statt. Ähnlich einem Computer betrachten wir das Problem rational und von allen Seiten. Am Ende entwickeln wir daraus eine optimale Lösung. Diese Form der Entscheidungsfindung erfordert natürlich neben reichlich mentalen Ressourcen auch erheblich Zeit. Im Rahmen einer klinischen Visite kommt dieser Entscheidungsprozess allerdings häufig zur Anwendung, da es in der Regel keinen großen Zeitdruck gibt.

5.4 TraumaManagement, ATLS, ACLS & Co.

Im Gegensatz zu Computern fällt es uns Menschen naturgemäß schwer, algorithmisch zu denken oder zu handeln. In Stresssituationen wird das nicht besser, eher das Gegenteil ist der Fall! Bei erstmaliger Betrachtung wirken Algorithmen meist weder eingängig noch anwendbar. Komplexe Behandlungskonzepte wie TraumaManagement, ATLS oder der

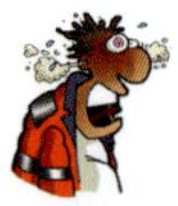

PANIK / FLUCHT / KAMPF
Innh. von Sekunden: archaisches Ur-Verhalten
Beispiel: Kleinkind wird während der Intubation asystol

Wahrscheinlichkeit einer guten Entscheidung: ca. **50%**

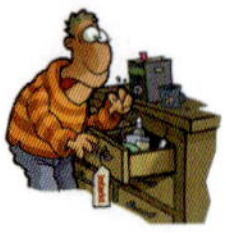

Die Schublade (auch heuristischer Prozess)
Innh. von Minuten: mentale Handlungsmuster (Erfahrungen)
Beispiel: Patient mit Brustschmerzen, Luftnot und Übelkeit: „Herzinfarkt-Schublade"

Wahrscheinlichkeit einer guten Entscheidung: ca. **70%**

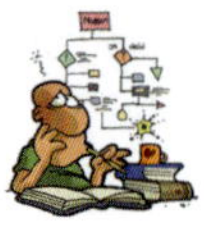

Der Algorithmus
> 15 Minuten: sorgfältige Analyse/Abwägung aller Optionen
Beispiel: Detailierte Therapiebesprechung im Rahmen einer Visite

Wahrscheinlichkeit einer guten Entscheidung: ca **90%**

ACLS-Ablauf können aber durch theoretisches Lernen und praktischem Training zur brauchbaren Handlungsschablonen werden. Diese lassen sich viel einfacher in unserer „heuristischen Schublade" ablegen. Auch sehr komplexe Handlungsabläufe können so deutlich schneller abrufen und anwenden werden.
Nun gibt es zahlreiche Hilfestellungen, um trotz Stress und schwindender Ressourcen noch entscheidungsfähig zu bleiben. Mit der bereits erwähnten „10 Sekunden für 10 Minuten" haben wir schon eine genannt. Wir haben aber weitere Leitsätze und Regeln, die wir am besten in alle kritischen Schubladen verstauen. Denn nur so können wir rechtzeitig die Bremse ziehen und uns daran erinnern, dass die erste Entscheidung nicht immer die beste ist!

5.5 Den „worst case" gedanklich vorbereiten

Hilfreich kann es sein, potentielle Risiken oder kritische Situationen bereits in der Planung oder im Briefing zu erörtern. In dieser Einsatzphase sind meist ausreichend mentale Ressourcen verfügbar, um mögliche Handlungsalternativen festzulegen. Wir legen uns also einen „Plan B" zurecht, bei besonders gefährlichen Manövern kann auch ein Plan C nicht schaden.

Praxis-Tipp
Stellt euch bei der nächsten Autobahnfahrt vor, wie ihr euch im Falle eines schweren Verkehrsunfalles als Ersthelfer verhalten würdet. Auch für Mitarbeiter des Rettungsdienstes ist die Gefahr groß, impulsiv zu handeln – und dabei z. B. die Absicherung der Unfallstelle zu vergessen (Das Warndreieck ist im üblichen Handlungsablauf gar nicht vorhanden). Was wäre unsere Strategie bei einem Säugling, dem ein verschluckter Legostein die Atemwege unterhalb der Epiglottis versperrt? Impulshandlungen sind hier weniger hilfreich und schon die theoretische Beschäftigung mit derartigen Situationen kann sich im Ernstfall als brauchbare Handlungsschablone erweisen (siehe auch „Simulationstraining").

Infobox

F-O-R-D-E-C (siehe auch Grafik, S. 38) Eine mentale Stütze, die in der Luftfahrt und dem Militär Verwendung findest (siehe auch „mentaler Spike"). Sie beschreibt kurz und prägnant den rationalen Entscheidungsweg. Dadurch erinnern wir uns auch unter hohem Stress, dass es Handlungsalternativen gibt!
- Facts (Fakten) – Welche Fakten/Informationen liegen vor?
- Options (Optionen) – Welche Alternativen stehen zur Verfügung?
- Risks (Risiken) – Vernünftige Risikoeinschätzung. Welche Vor- und Nachteile hat jede Alternative?
- Decision (Entscheidung) – Nun kann eine bestmögliche Entscheidung getroffen werden!
- Execution (Durchführung) – Die Entscheidung wird kommuniziert/durchgeführt!
- Check (Kontrolle) – Wurde die Entscheidung durchgeführt und wie ist das Ergebnis? Re-Evaluation.

Beispiel Heroin-Intoxikation:
Ein Notarzt und ein Rettungswagen werden zu einer bewusstlosen Person hinter dem Bahnhof gerufen. Bei Eintreffen findet das Team einen ca. 30jährigen Mann und ein Fixerbesteck vor. Der Patient ist tief bewusstlos und atmet weniger als 5 Mal pro Minute. Die Pupillen sind sehr eng. (Fakten: Bewusstlos, Bradypnoe/Zyanose, Fixerbesteck = vermutlich Heroinintoxikation). Das Rettungsteam hat nun verschiedene Möglichkeiten zur Auswahl. Eine Maskenbeatmung ist schnell und effektiv, führt aber eventuell zu Erbrechen

und Aspiration. Die Intubation sichert die Atemwege, ist aber sehr invasiv und vielleicht gar nicht nötig. Eine Antagonisierung mit Naloxon wird die Atemdepression beheben, andererseits aber zur Eskalation der Situation beitragen, da der Patient mit 1,95m und ca. 120kg alles andere als friedlich aussieht. (Optionen und Risiken). Der Notarzt entschließt sich zu einer assistierten Maskenbeatmung, da sich anamnestisch keine Hinweise auf einen vollen Magen ergeben (Decision/Entscheidung) Die Maskenbeatmung wird unter Zufuhr von Sauerstoff solange durchgeführt, bis der Patient wieder über eine ausreichende Spontanatmung verfügt. (Execution/Durchführung). Im Verlauf steigt die Sauerstoffsättigung über 97 % und der Patient wird deutlich wacher. (Check/Kontrolle)

Wäre unter der Maskenbeatmung keine ausreichende Oxygenierung möglich gewesen, wäre das Team wieder bei Position F (Fakten) und hätte die verbleibenden Optionen erwägen müssen ...

Wir müssen unseren Entscheidungsprozess gar nicht umstrukturieren. Denn beim Lesen dieses Einsatzablaufes fällt auf, dass wir bereits in den meisten Fällen nach diesem Muster handeln. Es soll uns aber daran erinnern, dass wir auch in zeitkritischen Situationen nicht die Risiken und mögliche Alternativen aus den Augen verlieren sollten.

5.6 Leitlinien, Algorithmen, Checklisten und SOPs

Eine weitere Hilfe bieten Leitlinien, Algorithmen und Standard Operating Procedures (SOPs). Wichtig beim Einsatz vorgefertigter Musterlösungen und Handlungsalgorithmen ist die schnelle Verfügbarkeit – als laminierte Karte in der Hosentasche oder gespeichert in der Nähe unseres Stammhirnes (Leider lassen sich Dinge nur sehr schwer in unseren basalen Hirnbereichen speichern). So können sie als schnell verfügbare Musterlösung dienen. Auch eine Checkliste muss nicht zwingend auf dem Papier stehen. Die sogenannte „mentale Checkliste" kann im Rahmen einer heuristischen Entscheidung zur Handlungsschablone werden, sofern sie intensiv erlernt und praktisch trainiert wurde. Nichts anderes machen wir bei der Anwendung der ERC-Richtlinien zur kardiopulmonalen Reanimation oder bei der strukturierten Traumaversorgung wie z. B. beim TraumaManagement®.

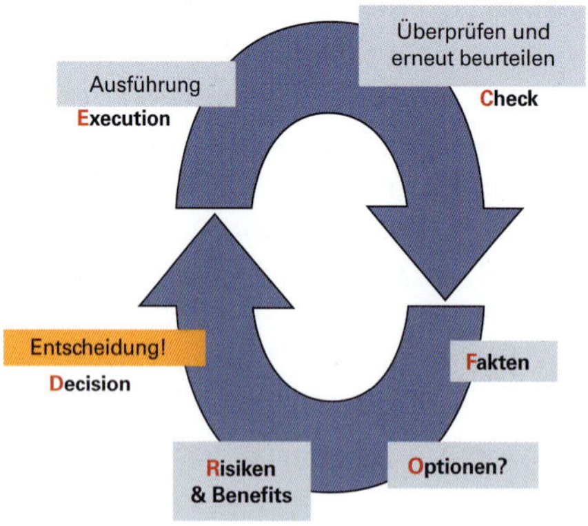

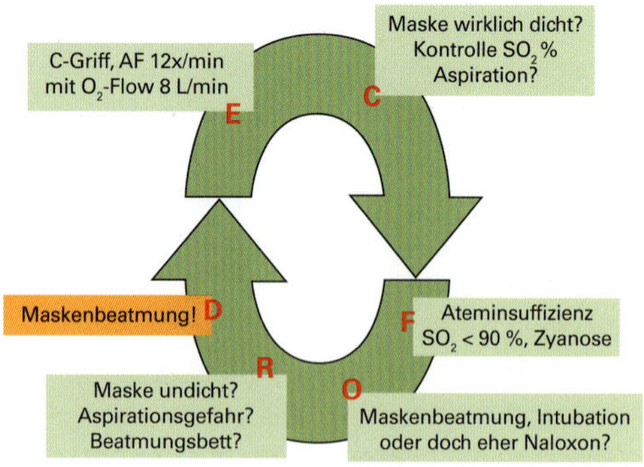

Hinweis: Rot entspricht der FORDEC-Regel

Daraus lassen sich zwei wichtige Dinge ableiten:

1. Algorithmen und Checklisten müssen vom Anwender in Sinn und Zweck verstanden sein. Ohne Akzeptanz entsteht keinerlei Motivation, Checklisten anzuwenden oder Handlungsabäufe zu trainieren.
2. Algorithmen und Checklisten müssen intensiv und regelmäßig trainiert werden. Nur so wird aus einem theoretischen Konzept ein Handlungsschema, dass auch bei stark reduzierten mentalen Ressourcen schnell und sicher abrufbar ist.

5.7 Teamtraining / Simulationstraining

Im Gegensatz zu medizinischen Arbeitsbereichen ist die regelmäßige Simulation normaler, außergewöhnlicher und kritischer Notverfahren in der Luftfahrt eine zwingende Voraussetzung, um die sogenannte Befähigungsprüfung zu bestehen (siehe JAR-OPS 3.965 b)1. (i) – Wiederkehrende Schulung und Überprüfung). Dabei bieten sich sowohl für Rettungsdienste als auch Kliniken derartige Trainingsverfahren an. Ähnlich wie auch in der Luftfahrt könnten so medizinisch außergewöhnliche Situationen oder Notverfahren (z. B. Not-Koniotomie oder Perikardpunktion) realitätsnah simuliert werden. Gleichzeitig füllen sich eure „kritischen Schubladen" mit brauchbaren Handlungsschablonen (siehe „Entscheidungsprozesse").

Im Simulationstraining liegt der Fokus natürlich nicht nur auf dem medizinischen Fachwissen und den handwerklichen Skills sondern auch in der Interaktion der Teammitglieder. Kommunikation, Führungsverhalten, situative Wahrnehmung, Entscheidungsprozesse oder das Risiko- und Fehlermanagement können auf Basis einer Videoanalyse ausgewertet werden. In einem anschließenden Debriefing bekommen alle Teilnehmer eine objektive Rückmeldung. Jeder, der bereits an einem solchen Training teilgenommen hat wird bestätigen, dass die Lernkurve auch bei langjähriger Berufserfahrung noch deutlich ansteigen kann.

Natürlich muss eine Bereitschaft zur Fremdkritik gegeben sein. Die Videoaufzeichnung und anschließende Analyse der Maßnahmen kann persönliche Schwächen oder ein Fehlverhalten aufzeigen. Das dies nicht immer angenehm ist, kann sich sicher jeder vorstellen. Hier ist der Simulationstrainer gefordert, jeden Teilnehmer angemessen in eine Simulation hineinzuführen und ihn im Anschluss auch vorwurfsfrei aus der Simulation zu entlassen. Simulationstraining soll ganz bewusst in Grenzbereiche führen und einen langfristigen Prozess der Selbstreflexion einleiten. Allen Beteiligten muss klar sein: Ein Fehler in der Simulation ist immer eine Chance, wohingegen ein Fehler im echten Leben schnell zur Katastrophe werden kann! Am Ende dieses Skriptes findest du den „Simulations-Guide".

Praxis-Tipp

Warum trainieren wir die Reanimation eines Säuglings nicht im Rettungswagen? Alternativ könnten wir ein Polytrauma am Fuße einer engen Kellertreppe versorgen oder den Asthmaanfall auf einem Baugerüst (Megacode-Training). Die Kliniken könnten die regelmäßigen Reanimationskurse vom Seminarraum in die Radiologie verlegen. Auf einer CT-Liege reanimiert es sich anders als auf dem Fußboden eines Ausbildungsraumes. Warum schicken wir das Team der Notaufnahme nicht mal zu einer aus dem Fenster gestürzten Person vor die Notaufnahme? All diese Szenarios sind wesentlich näher an der Realität als es uns lieb ist. Auf dem Fußboden eines Seminarraumes haben wir bislang noch nie einen echten Patienten versorgen müssen...

6 Stress & Performance

„Intelligenz ist nur das Potential, Leistung hingegen ist real"

Stress ist seit der frühen Menschheitsgeschichte ein physiologischer Zustand, der als unangenehm empfunden wird und den wir nach Möglichkeit vermeiden wollen. Sicherlich mag es hilfreich sein, bei der Jagd auf das Mammut (oder während der Flucht vor dem Säbelzahntiger) alle Körperfunktionen auf Anspannung zu haben, aber ganz tief in uns drinnen möchten wir lieber im „Verdauungsmodus" vor der Höhle liegen.

Daher ist es nicht verwunderlich, dass wir über ein umfangreiches Repertoire an Vermeidungsstrategien verfügen, um kritischen Alltagssituationen zu entgehen. Flucht ist sicherlich die archaischste Variante, aber auch der Griff zum Narkose- oder Notarztprotokoll dient oftmals einem Rückzug aus der Situationsdynamik.

Wie sehr unsere kognitiven Fähigkeiten unter dem Sympathikus leiden wird sicherlich jeder schon mal gespürt haben. Dummerweise setzt die Bewältigung kritischer Ereignisse voraus, dass wir neben physischer Effektivität auch alle mentalen Ressourcen abrufen können. Diese Gesamtleistung bezeichnen wir als Performance und definieren diese als Maßstab unserer Handlungsqualität. Übrigens: Fachkompetenz und Performance haben weniger miteinander zu tun als man vielleicht annimmt.

Zur morgendlichen Routine gehört die Kontrolle der Tankanzeige des Rettungswagens, des Ladezustandes der EKG-Akkus oder der Restdruck auf den Sauerstoffflaschen. Ein anderer Füllstand müsste uns aber genauso interessieren: Wie steht es um die Tagesform? Ist unser Akku vollständig aufgeladen oder starte ich ähnlich wie mein Handy-Akku nur mit 60 % in den Tag? Um die persönliche Leistungsfähigkeit zu beschreiben, bedarf es einer Einheit und diese lässt sich am Besten mit Hilfe eines Modells herleiten:

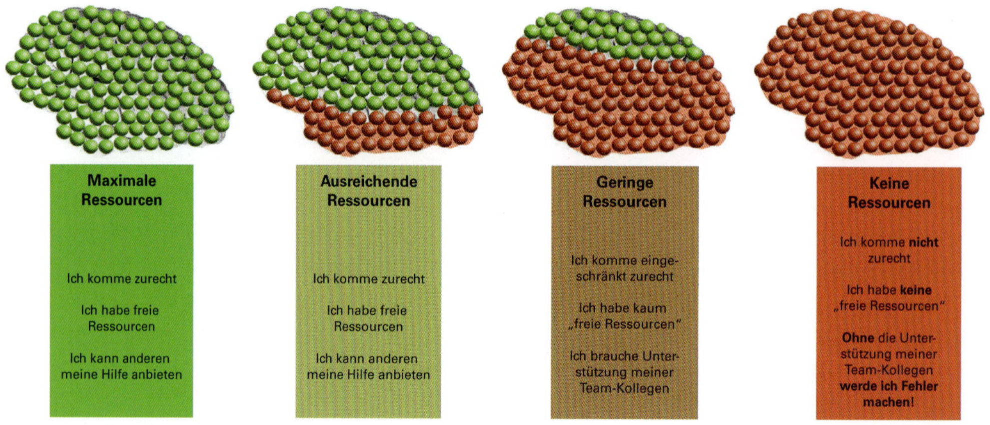

„Kapazitätenmodell nach Richter"

6.1 Die Sache mit den grünen Kügelchen …

Luftfahrtpsychologe Andreas Richter beschreibt die menschliche Leistungsfähigkeit oder auch die freien Kapazitäten, die wir zur Abarbeitung neuer Anforderungen zur Verfügung haben als „grüne Kugeln". Das bedeutet, je mehr freie Kapazitäten, desto mehr grüne Kügelchen. Verfüge ich also über zahlreiche grüne Kügelchen, komme ich mit den Aufgaben und Anforderungen prima zurecht. Im nahezu unerreichbaren Idealfall verfügen wir über eine Kapazität von 100 % grünen Kügelchen, sind also ausgeglichen, entspannt und in der Lage, die an uns gestellten Anforderungen problemlos zu bewältigen.

Leider gibt es aber Dinge, die unsere grünen Kügelchen reduzieren. Das können beispielsweise körperliche Faktoren wie der Schlafmangel oder Krankheiten sein. Auch psychische Faktoren sorgen dafür, dass unsere Kapazität eingeschränkt wird: Der Streit mit dem Partner, eine Auseinandersetzung mit dem Vorgesetzten, finanzielle Sorgen etc.. Kommen nun körperliche und mentale Negativfaktoren zusammen, können nicht mehr 100 %, sondern nur noch 60 % der mentalen Ressourcen abgerufen werden. Für Routine-Aufgaben ist das immer noch ausreichend. Werden wir aber nun mit einer anspruchsvollen Situation, zum Beispiel einer Reanimation konfrontiert, verpuffen die verbliebenen grünen Kügelchen. Wir verfügen über keinerlei Reserven und dadurch wird jede Anforderung zur unlösbaren Herausforderung. Das Gehirn stellt auf Notbetrieb!

Glücklicherweise sind grüne Kügelchen austauschbar. Bemerken wir im Einsatzablauf, dass einzelne Teammitglieder nur noch eingeschränkte Ressourcen zur Verfügung haben, können wir eigene Kapazitäten anbieten. Zum Beispiel mit der sehr allgemeinen Frage: „Brauchst Du Hilfe?" oder aber mit konkreten Vorschläge wie: „Soll ich das Gespräch ab hier übernehmen während Du den Transport vorbereitest?". Die Aufgabenverteilung im Team sollte sich an den verfügbaren Ressourcen der einzelnen Teammitglieder (und umgekehrt) orientieren, daher ist es bei aller Situationsdynamik immer wichtig, aufeinander zu achten und im Bedarfsfall die Aufgabenverteilung anzupassen. Dieser Aspekt ist ein wesentlicher Bestandteil des „Team-Ressource-Management" (TRM).

Im Tagesverlauf können wir unsere grünen Kügelchen natürlich auch wieder auffüllen. Eine Kaffeepause, ein Mittagsschlaf oder ein besonders positiver Einsatzverlauf kann unseren Bestand an grünen Kügelchen auffüllen!

Infobox

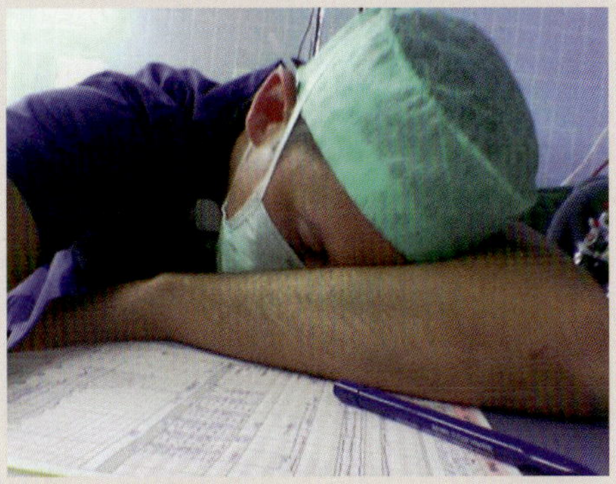

Hätte man das gedacht?

Übermüdung hat ähnliche Effekte auf unsere Leistungsfähigkeit wie Alkohol. 24 Stunden ohne Schlaf entsprechen dabei etwa 1 Promille. Auch eine Woche mit im Schnitt nur ca. 5 Stunden Schlaf wirkt sich auf die Leistungsfähigkeit wie 1 Promille aus. Was passiert eigentlich, wenn wir von Montag bis Freitag nur wenig Schlaf bekommen und am Wochenende eine 24 Stunden-Schicht ansteht?
Zur Erinnerung: mit 1,1 Promille ist man juristisch gesehen fahruntüchtig.

6.2 Kompetenz und Performance

Als „Kompetenz" wird unser Fachwissen sowie manuelle Fertigkeiten bezeichnet, die Leistung (Performance) hingegen beschreibt, was wir daraus machen. Hohe Kompetenz ist also keinesfalls ein Synonym für eine gute Performance, gleichzeitig resultiert eine geringe Fachkompetenz nicht automatisch in einer schlechten Performance.

Ein unfallchirurgischer Chefarzt mag bei der Therapie komplexer Frakturen über eine hohe Fachkompetenz verfügen, das garantiert aber nicht zwangsläufig eine hohe Performance während einer Polytraumaversorgung im Rettungswagen.

Ein Sanitätshelfer besitzt aufgrund seiner medizinischen Grundausbildung vielleicht keine hohe Fachkompetenz, kann aber durch effektive Umsetzung seines Wissens den Einsatz maßgeblich weiterentwickeln.

Wir sind gar nicht in der Lage, jederzeit und in jeder Situation eine optimale Performance zu bieten. Vielmehr bestimmen zahlreiche Einflussgrößen die Qualität unserer Performance.

Beispiel „Ich stehe auf dem Schlauch":
Die Rettungskräfte werden gegen 23 Uhr in eine Großraumdisko alarmiert. Bei der laut Einsatzmeldung „bewusstlosen Person" handelt es sich um einen 19-jährigen Patienten mit Kreislaufstillstand. Zwei Mitglieder einer freiwilligen Feuerwehr, die privat vor Ort waren, hatten bereits mit den Basismaßnahmen begonnen. Aufgrund der effektiven Herzdruckmassage wurde der Ersthelfer gebeten, diese Maßnahme zunächst fortzusetzen.
Beim Versuch der Intubation stellte die Notärztin fest, dass der Atemweg durch Erbrochenes verlegt war. Das Absauggerät konnte allerdings nicht genug Sog aufbauen, um die Sichtverhältnisse im Rachen zu verbessern, so dass die Notärztin in Panik geriet und nach einem anderen Absauggerät verlangte. In diesem Moment fiel dem Ersthelfer auf, dass die Notärztin mit mit ihrem Knie den Schlauch der Absaugung unbemerkt zudrückte. Er wies die Notärztin auf das Problem hin. Diese korrigierte daraufhin die Knieposition und das Absauggerät konnte die volle Leistung entfalten. Im weiteren Verlauf war die Intubation problemlos möglich.

6.3 Was lernen wir aus dieser Kasuistik?

Die medizinische Kompetenz der Notärztin ist sicherlich hochwertiger als die des freiwilligen Feuerwehrmannes. In einer kritischen Phase des Einsatzes verfügte der Ersthelfer aber trotzdem über eine bessere Wahrnehmung. Er trug mit seinem Hinweis also deutlich zur Versorgungsqualität des Patienten bei. Die bessere situative Aufmerksamkeit des Ersthelfers überwiegt in diesem Fall die medizinische Kompetenz der Notärztin.

(Nebenbei bemerkt ist es übrigens nicht selbstverständlich, dass ein Ersthelfer einer Notärztin Ratschläge erteilt oder auf ein mögliches Fehlverhalten hinweist!)

6.4 Anatomie des Stress

Wie bereits zu Beginn des Kapitels erwähnt wurde ist Stress ein physiologisches Programm, welches unseren Körper in einen erhöhten Aktivitätsmodus versetzt. Dieses Programm verhilft uns seit der frühen Menschheitsgeschichte zur effektiven Jagd oder Flucht (je nach Position des Mammuts).

Physiologisch passiert dabei folgendes: Jede Sinneswahrnehmung (akustisch, optisch, olfaktorisch oder auch sensorisch) wird in Bruchteilen einer Sekunde verarbeitet und bewertet. Dies geschieht hauptsächlich in unseren entwicklungsgeschichtlich ältesten Hirnregionen, dem limbischen System und der Amygdala. Kommt unser internes Bewertungsraster zu dem Schluss, dass der Sinneseindruck (Stressor) auf eine unmittelbare Gefahr hinweist, wird die Nebenniere angewiesen, körpereigene Katecholamine auszuschütten, um alle notwendigen Körpersysteme auf „Alarmstellung" zu setzen. Die Muskeln sind angespannt und gut durchblutet, das Herz schlägt schneller, wir atmen schneller, die Pupillen erweitern sich. Leider wird zugunsten einer höheren Muskeldurchblutung die Hirnperfusion reduziert, in der Peripherie wird die Haut ebenfalls weniger durchblutet und erscheint dadurch blass und kühl. Der Mund wird trocken, gleichzeitig schwitzen wir. Sogar die Feinmotorik kann von der Stressreaktion betroffen sein. Wegen der hohen Muskelspannung zittern die Hände.

Wie schnell diese „Stresskaskade" funktioniert, könnt ihr hier sehen:

gende Aufgabe. Dadurch können wir Prioritäten nicht mehr objektiv einschätzen. Denkbar schlecht für alle Beteiligten ist die Freeze-Reaktion. Hierbei erstarren wir, es kommt zum mentalen „Black-Out" oder zur Panik. Alle Wahrnehmung- und Entscheidungsprozesse werden auf ein Minimum reduziert, wir sind

Was ist Stress und warum macht er uns manchmal das Leben schwer?

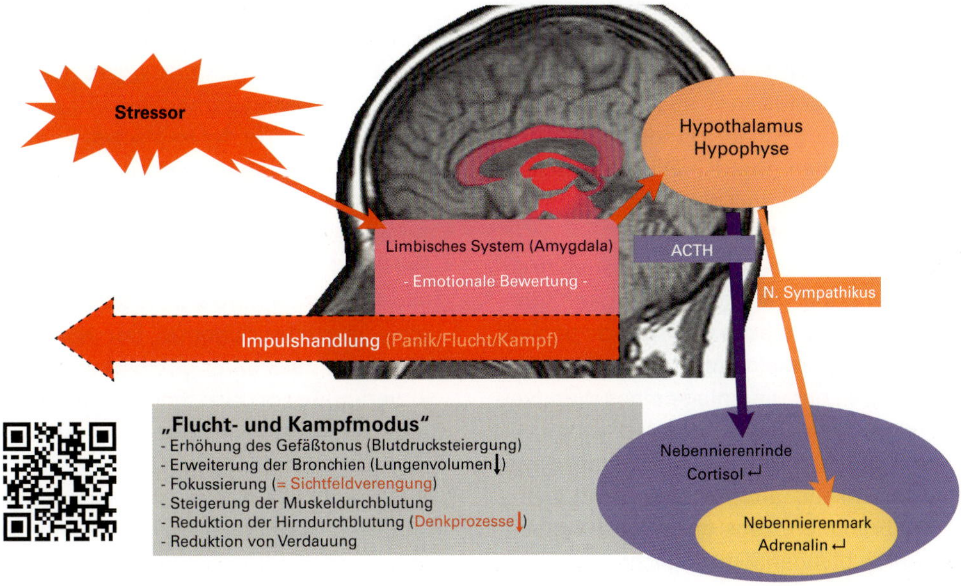

Der Körper ist nun in der Lage, eine hohe körperliche Leistung zu erbringen. Im steinzeitlichen Kontext war dies sinnvoll, um beispielsweise dem Mammut zu entfliehen. Für die komplexen Tätigkeiten in Schockraum oder Rettungswagen hat dieser Modus leider erhebliche Nachteile. Mental reagieren wir in Stresssituationen nämlich ähnlich archiaisch. Die Spannweite möglicher Reaktionen erstreckt sich von Fight über Flight bis Freeze. Das bedeutet, dass wir – abhängig von der Bewertung unseres Hypothalamus – entweder kämpfen, flüchten oder im ungünstigsten Falle einfach erstarren. Jede dieser Reaktionen hat Vor- und Nachteile. Der Kampf ermöglicht zwar ein hohes Aktivitätsniveau, blendet aber zahlreiche Sinneseindrücke aus (Tunnelblick). Zusammenhänge werden kaum noch erfasst. Die Fluchtreaktion setzt das Bedürfnis nach eigener Unversehrtheit über die zu bewälti- handlungsunfähig. Ohne die Hilfe anderer Teammitglieder ist eine sinnvolle Fortsetzung der Arbeit kaum möglich. Ein nun erforderliches Multitasking ist erst recht nicht möglich. Wir stellen fest: Die Evolution hat uns leider kaum auf das Management kritischer Ereignisse in komplexer Arbeitsumgebung vorbereitet. Tief in unserem Inneren liegt uns die Jagd auf das Mammut immer noch näher als die strukturierte Versorgung eines schwer verletzten Unfallopfers.

6.5 Die Aufrechterhaltung des eigenen Kompetenzgefühls

Hoher Stress kann also zahlreiche mentale Notfallreaktionen auslösen. Die Aufnahme- und Bearbeitungskapazität unseres Gehirns wird deutlich heruntergefahren. Die Anzahl der verfügbaren grünen Kügelchen sinkt schlagartig, und die letzten mentalen Ressourcen werden mit allen Mitteln verteidigt. Dadurch setzen wir unsere Prioritäten oft falsch, der Fokus verschiebt sich. Oberste Handlungsmaxime ist längst nicht mehr die optimale Patientenversorgung, sondern die Aufrechterhaltung des eigenen Kompetenzgefühls. Unbewusst versuchen wir somit, den Verlust von Kompetenz und Kontrolle zu verhindern. Dies ist also kein Ausdruck von Ignoranz oder Arroganz, sondern ein (bisweilen tückischer) Schutzmechanismus, um auch in kritischen Situationen die gefühlte Handlungsstabilität aufrecht zu halten. Dietrich Dörner spricht in seinem Buch „Die Logik des Misslingens" sogar von der **Kompetenz-Illusion**.

Daher neigen wir in solchen Situationen zu sogenannten „Übersprungshandlungen" (ähnlich einer Flucht-Reaktion). Plötzlich genießt der dickste Strohhalm maximale Priorität – auch wenn es nur die Anlage eines Wundverband einer harmlosen Kopfplatzwunde ist. Unsere Maßnahmen sind nicht mehr rational (also denkend, analysierend) sondern impulsiv, sprunghaft, „aus dem Bauch heraus". Gleichzeitig blenden wir mögliche Zweifel an der eigenen Handlungsweise aus und ignorieren Informationen, die nicht mehr zur eigenen Vorstellung des Einsatzes passen (siehe auch: situative Wahrnehmung).

Beispiel:

Das Reanimationsteam der Intensivstation wird in die Radiologie alarmiert. Im CT wird ein junges Mädchen von Mitarbeiterinnen des Funktionsbereiches reanimiert. Ein anwesender Kinderarzt hatte das Kind bereits intubiert, berichtete aber von einem Tumor im Bereich der Trachea, der eine Beatmung faktisch unmöglich machte. Konfrontiert mit dieser vermeidlich ausweglosen Situation setzte das Team der Intensivstation die Basismaßnahmen zunächst fort. Zu diesem Zeitpunkt war es offenbar keinem Teammitglied möglich, die insuffiziente Beatmung und das pralle Abdomen richtig zu verknüpfen. Es verging daher erheblich Zeit, bevor ein nachgeforderter Oberarzt die Tubuslage kontrollierte und korrigierte. Das Kind starb im Verlauf.

Retrospektiv war allen Beteiligten klar, dass die Ursache des Kreislaufstillstandes in einer akzidentiellen Fehlintubation begründet war. In der Situation allerdings wurde weder die Möglichkeit einer Fehlintubation in Erwägung gezogen, noch die Aussage „Trachealtumor" hinterfragt. Vermutlich aufgrund der tragischen Ausweglosigkeit beschäftigte sich das Team stattdessen über mehrere Minuten mit der Anlage einer Magensonde.

Der initial geäußerte Verdacht eines Trachealtumors entpuppte sich rückblickend als reine Verdachtsdiagnose. Der Kinderarzt stand ebenfalls unter erheblichem Stress. Er verfügte also über sehr eingeschränkte mentale Ressourcen. Nur so ist es zu erklären, dass ihm ein Trachealtumor als Ursache wahrscheinlicher erschien als eine mögliche Fehlintubation seinerseits (Eigenschutz von Kompetenz und Kontrolle).

Die Aufrechterhaltung des persönlichen Kompetenz- und Kontrollgefühls ist ein sehr starker Mechanismus. Bevor wir also eine eigene Maßnahme (z. B. eine Intubation) in Frage stellen, suggeriert uns das Unterbewusstsein zahlreiche Alternativursachen. Diese können zum Teil völlig irrational oder abwegig sein, erscheinen uns aber plausibler als die Einsicht eigener Fehler. Hinter dem Spruch „Kann der Bauer nicht schwimmen, ist die Badehose schuld" steckt also mehr Wahres als wir dachten. Ein gut trainierter Algorithmus oder eine Checkliste kann hier eine brauchbare Rückfallebene darstellen.

Unterforderung und **Langeweile**	**Idealbereich** **Ausgleich zwischen Anforderungen und Performance**	**Überforderung** und **Stress/Panik**
Unachtsamkeit Leichtsinnigkeit Fahrlässigkeit	Positiver Stress Beste Aufmerksamkeit Hohe Zufriedenheit	Reduzierte Wahrnehmung Irrationales Verhalten „Kurzschluss"-Reaktion
Aufmerksam bleiben **Standards respektieren**		**Stress akzeptieren** **Doppelkontrollen** **Re-Evaluation**

Wir sind gerne in unserer „Comfort-Zone" (Idealbereich). Unterforderung und Überforderung stressen uns.

6.6 Die Comfort-Zone

Die an uns gestellten Ansprüche sind ebenso unterschiedlich wie unsere individuellen Belastungsgrenzen. Wir haben daher das gesamte Einsatzspektrum in drei Segmente aufgeteilt: Unterforderung, Idealbereich (Comfort-Zone) und Überforderung.
Im Segment der **Unterforderung** dominiert die Langeweile. Es besteht eine Diskrepanz zwischen der Leistung, die wir leisten können und den an uns gestellten Anforderungen.

Ein Rettungswagen wird um 0:45 Uhr an den Hauptbahnhof gerufen. Dort erwartet sie ein offensichtlich angetrunkener Patient mit einer kleinen Kopfplatzwunde, der das Team mit wüsten Beschimpfungen und einer Mitfahrverweigerung begrüßt.

Wir neigen in diesen Situationen zur Unachtsamkeit, Leichtsinnigkeit bis hin zur Fahrlässigkeit (Patient bekommt weder Stifneck noch werden Vitalwerte erhoben). Der Idealbereich beschreibt eine Situation, in der wir einen guten Ausgleich zwischen Anforderung und eigener Performance vorfinden. Der Stress wirkt positiv auf unsere Wahrnehmung und wir verspüren eine hohe Zufriedenheit.

Ein Rettungswagen wird um 0:45 Uhr an den Hauptbahnhof gerufen. Dort erwartet sie ein bewusstloser Patient mit einer großen Kopfplatzwunde. Es besteht eine Anisikorie, daher wird ein NEF mit der Verdachtsdiagnose eines offenen Schädelhirntraumas nachgefordert. Im weiteren Verlauf wird der Patient intubiert und in eine Neurochirurgie transportiert.

Steigen die Anforderungen weiter an, überschreiten sie ab einem gewissen Punkt die Leistungsfähigkeit des Teams und führen zur **Überforderung**. Die Dynamik gewinnt an Fahrt, der Stressanteil blockiert unsere mentalen Ressourcen. Wir sind nur noch eingeschränkt handlungsfähig, im schlimmsten Fall kommt es zu irrationalen Panikreaktionen.

Ein Rettungswagen wird um 0:45 Uhr an den Hauptbahnhof gerufen. Dort erwartet sie ein bewusstloser Patient mit einer großen Kopfplatzwunde. Es besteht eine Anisokorie. Bei genauerer Untersuchung fällt auf, dass es sich bei der Verletzung um eine Eintrittswunde eines Projektils handelt. In diesem Moment fallen in der unmittelbaren Umgebung erneut Schüsse ...

6.7 Stress/Leistung

Die beide amerikanischen Psychologen Yerkes und Dudson haben bereits 1908 den Einfluss von Stress auf die Leistungsfähigkeit (Performance) analysiert. Dabei verglichen sie die ge-

genseitige Wechselwirkung in verschiedenen Anforderungsbereichen. Diese sind vergleichbar mit unseren oben aufgeführten Segmenten. Ist die Aufgabenstellung eher banal, reicht die Ausschüttung von Stresshormonen kaum aus, um die Leistungsbereitschaft zu aktivieren (Unterforderung). Entsprechen die Anforderungen unseren Erwartungen, sind wir auf dem Höhepunkt unserer Leistungsfähigkeit. Gleichzeitig hat der Anteil an Stresshormonen einen Spiegel erreicht, der es uns ermöglicht, aufmerksam, schnell und aktiv zu agieren (Idealzustand).
Nehmen jetzt die Anforderungen an uns weiter zu, steigt auch die Katecholaminausschüttung an bis schließlich die negativen Aspekte des Stresses überwiegen. Gleichzeitig sinkt unsere Leistungsfähigkeit wieder auf ein niedriges Niveau (Überforderung).

Es ist also eine Selbstlüge zu glauben, dass sowohl unser Stress-Level als auch unsere Performance mit den Ansprüchen wachsen. Ab einem bestimmten Punkt ist nämlich genau das Gegenteil der Fall: Je höher die Anforderungen, desto geringer die Performance. Natürlich lassen sich die drei Bereiche „Unterforderung", „Idealbereich" und „Überforderung" durch Erfahrung und Training erheblich verändern. Ein Praktikant besitzt nur einen kleinen Unterforderungsbereich. Dafür ist er schnell überfordert. Ein erfahrener Oberarzt hingegen kann sich wegen seines großen Unterforderungsbereiches vielleicht nur schwer aktivieren, bietet dafür aber im Grenzbereich zur Überforderung immer noch ausreichende Handlungskapazitäten.

6.8 Stressoren

Auslöser dieser Stressreaktionen werden als „Stressoren" bezeichnet. Diese umfassen alle Eindrücke und Dinge, die von uns als fordernd, bedrohlich oder schädlich wahrgenommen werden. Sie können verschiedenste Formen annehmen und aus unterschiedlichsten Bereichen kommen. Stressoren können akut auftreten oder sich chronisch über Jahre entwickeln.

Unsere Umwelt beeinflusst uns oftmals durch Lärm, Staub, unangenehme Temperaturen oder starke Sonneneinstrahlung, Regen, Nebel etc. Daneben wirken berufliche Stressoren wie Leistungsdruck, Bürokratie oder auch die

Stress/Leistungskurve (nach Yerkes Dudson)

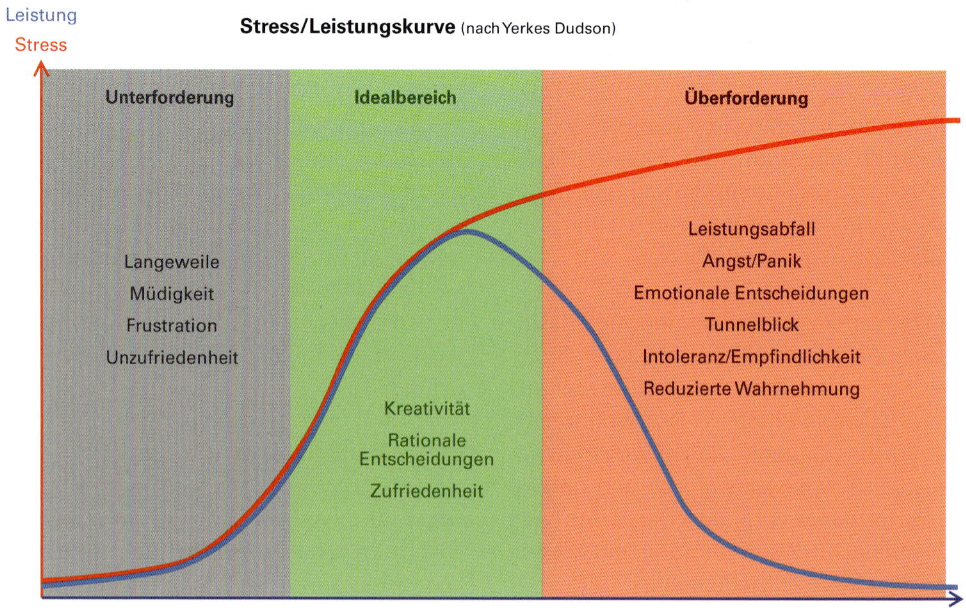

Abhängigkeit bzw. der fehlende Rückhalt von Vorgesetzten. Aber auch hierarchische Fehlbesetzungen oder eine falsch zugewiesene Teamrolle ist ein erheblicher Stressfaktor, der das gesamte Team beeinflussen kann.

Meist kommen psychosoziale bzw. private Faktoren dazu; familiäre Konflikte wie beispielsweise eine problematische Partnerschaft, finanzielle Sorgen oder eine pflegebedürftige Großmutter.
Akut wird der Einsatz durch weitere Stressoren erschwert. Müdigkeit und Hunger (Fatigue) wirken sich negativ auf unsere freien Ressourcen aus (siehe auch „grüne Kügelchen"). Gesundheitliche Einschränkungen wie Kopf- oder Rückenschmerzen sind natürlich auch Stressoren. Dazu kommen komplexe Aufgaben und ein hoher Grad an Verantwortung gegenüber den Patienten. Alarm- und Warntöne bringen das Fass dann schnell zum Überlaufen!

Irgendwann reichen die „grünen Kügelchen" (mentale Ressourcen) einfach nicht mehr aus und ohne es zu merken wird man zur Gefahr für sich und andere.

Infobox

IMSAFE-Konzept zur Selbsteinschätzung
Dabei werden folgende Aspekte berücksichtigt: Krankheitsgegühl (Illness), Medikamenteneinfluss (Medication), Stressoren (Stress), Einflüsse von (Rest-)Drogen und Alkohol (Alcohol), Erschöpfung (Fatigue), Hungergefühl (Eating)
In einer Studie* antworteten 70 % der befragten Ärzte den folgenden Satz mit „Ja": Auch übermüdet bin ich in der Lage, in Notfallsituationen effektiv zu handeln. Bei den Piloten stimmten nur 26 % dieser Aussage zu.
(Quelle: Helmreich, R.L., & Merritt, A.C. (1998). Culture at work in aviation and medicine: National, organizational, and professional influences. Brookfield, VT: Ashgate)

Flight Fitness | The „I'm Safe" Checkliste

I	Illness	Do I have an illness or any symtoms of an illnes?
M	Medication	Have I been taking prescription pr over-the-counter drugs?
S	Stress	Am I under psychological pressure for my job? Worried about financial matters, health problems or family discord?
A	Alcohol	Have I been drinking within eight hours? Within 24 hours?
F	Fatigue	Am I tired and not adequately rested?
E	Eating	Am I adequately nourished?

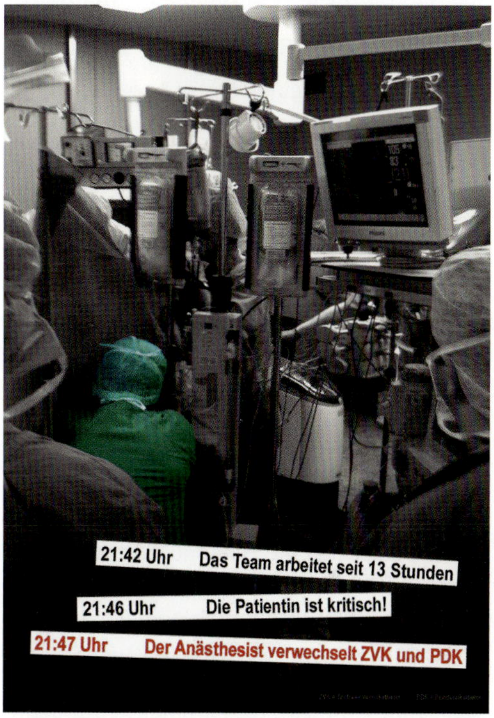

Chronische Stressoren sind ein ständiger Begleiter. Der wegen jahrelanger Schichtarbeit gestörte Tag-Nacht-Rhythmus, oft kombiniert mit einem Schlafmangel und die ständige Konfrontation mit menschlichem Leid führen langfristig (und oft unbemerkt) zu körperlichen und psychischen Veränderungen.

Die Reaktion auf Umweltreize ist bei allen Menschen ähnlich. Lärm, große Hitze oder Kälte werden allgemein als unangenehm empfunden. Ebenso arbeiten wir lieber im Rettungswagen als im Regen. Psychosoziale Stressoren hingegen werden eher individuell wahrgenommen, daher ist ihr Einfluss sehr subjektiv. Was der eine locker wegsteckt, führt den anderen in eine schwere Lebenskrise. Entscheidend ist hierbei die Persönlichkeitsstruktur, die Lebenserfahrung und nicht zuletzt das Umfeld. Problematisch wird es meist, wenn die persönliche Belastungsgrenze zwar erreicht, aber nicht eingestanden wird. Eine gesunde Selbstreflexion kann dazu beitragen, schwere Verlaufsformen wie eine Depression oder ein Burn-Out rechtzeitig zu verhindern.

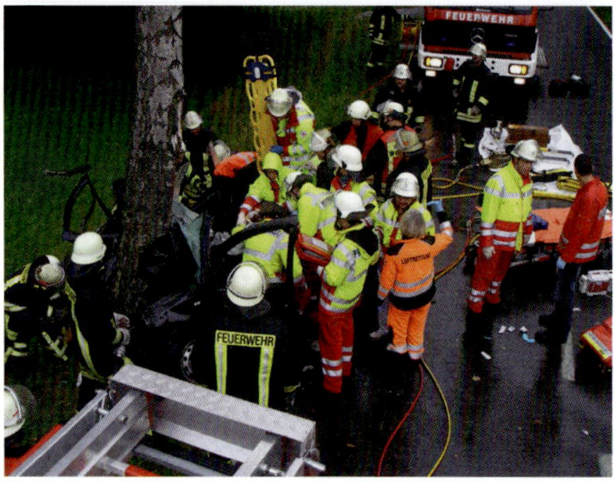

6.9 Stress ist nicht gleich Stress

Es mag der Eindruck entstehen, dass Stress etwas Schlechtes ist. Hier müssen wir etwas differenzieren. Die durch Stressoren ausgelösten Körperreaktionen haben nämlich auch zur Folge, dass wir wacher, flexibler, kreativer und aktiver sind. Dieser Effekt wird als „Eustress", also „guter Stress" beschrieben. Übersteigt die Anspannung aber ein gewisses Maß, überwiegen die negativen Effekte. Aus dem Eustress wird dann der sogenannte „Distress".

Mögliche kurz- wie langfristige Effekte sind:
- Abwehrmechanismen („Ich war das nicht" oder Schuldzuweisungen)
- irrationales Verhalten und Übersprungshandlungen (banale/einfache Maßnahmen ersetzen komplexe Aufgaben)
- Affektinkontinenz (extreme, oft unkontrollierbare Stimmungsschwankungen, der berühmte „Ausraster")
- Einschränkung der Wahrnehmung (Tunnelblick)
- abnehmende Flexibilität bis hin zur körperlichen und geistigen Starrheit
- Missbrauch anderer, um den eigenen Stress abzubauen (z. B. Gefängnispersonal, Krisen- und Kriegsgebiete)
- Resignation („innere Kündigung")
- Aufbau von Scheinrealitäten (z. B. Rückzug in Online-Welten)
- Anfälligkeit für Krankheiten (als Folge chronischer Ausschüttung von Stresshormonen)
- Psychosomatische Erkrankungen (z. B. Magenbeschwerden, Rückenschmerzen, Tinitus...)
- Depressionen/Burn-Out

6.10 Den Stress kontrollieren

Kurzfristig wie auch langfristig kann man glücklicherweise einiges tun, um den negativen Auswirkungen des Stresses entgegenzuwirken. Dazu ist es in einem ersten Schritt aber notwendig, dass Stress als solcher erkannt und eingestanden wird. Dies ist die vermutlich größte Hürde.

Ist uns bewusst geworden, dass wir einen Stress-Level erreicht haben, der sich bereits negativ auf unsere Fähigkeiten auszuwirken beginnt, müssen wir handeln! Da wir uns in den vorangegangenen Kapiteln bereits mit den Einflüssen von Stress auf unser Denken und Handeln beschäftigt haben ist es jetzt an der Zeit, konkrete Maßnahmen zu ergreifen:

Feststellung: Stresswahrnehmung und Stresseingeständnis (Ja, ich habe Stress und Stress ist gefährlich!)
Die Folge: Kognitive Fähigkeiten sind reduziert (Wahrnehmung, Kommunikation, Führung, Entscheidungsprozesse),
die Fehlerwahrscheinlichkeit steigt deutlich!
Daher: Hilfe und Unterstützung ist zwingend erforderlich (Ressourcen der Teammitglieder nutzen)

Wahrung des Gesamtüberblick
- „Step back" oder auch nur einen gezielten Positionswechsel (Kurze Auszeit, Reset)
- Checklisten, Versorgungsstandards (Algo-

rithmen wie ATLS o. ä.), regelmäßige Re-Evaluation,
- „Vier-Augen-Prinzip", Kontrolle durch Teamkollegen

Kommunikation
- „Kritische Phase" (ist allen Teammitgliedern die Brisanz der Situation bewusst?)
- Engmaschiger Informationsaustausch (Alles verbalisieren, Closing Loop)
- Mentale Spikes (Merk- und Leitsätze wie z. B. „If in doubt, take it out")
- Verzicht auf missverständliche Aussagen oder Phrasen
- Sage, was Du tust und tue, was Du sagst (Verbindlichkeit)
- Gegenseitige Bestärkung und Motivation („Wir schaffen das" / „Wir bekommen das hin")

Führung
- verteile eindeutige und erfüllbare Aufträge (maximal zwei Anweisungen pro Person)
- Verstärkte Konzentration (als Teamleader heisst das auch mal „Hands-off")
- aktiv Rückmeldung / Feedback einfordern („Können wir noch etwas machen?" / „Fällt euch noch etwas ein?")
- Gesamtziel im Auge behalten. Es geht primär um die bestmögliche Patientenversorgung!
- rechtzeitig weitere Ressourcen erkennen und nutzen (Ersthelfer, Polizei, Feuerwehr, Seelsorger...)

Entscheidungsprozesse
- 10 Sekunden für 10 Minuten (Lieber 10 Sekunden nachdenken statt 10 Minuten in die falsche Richtung zu laufen)
- Keine „Bauchentscheidungen", stattdessen Optionen und Alternativen überdenken (FORDEC)

Chronischer Stress lässt sich aktiv bekämpfen. Dazu kann es notwendig sein, das eigene Verhalten kritisch zu hinterfragen. Regelmäßige Mahlzeiten, ausreichend Schlaf oder der Verzicht auf Nikotin sind erste Schritte, aber auch Sport, gesunde Ernährung und Entspannungsübungen sorgen für einen guten Ausgleich. Dazu muss der innere Schweinehund mitunter an die kurze Leine genommen werden! Auch das soziale Umfeld, die Familie oder Freunde sind wichtige Stabilisatoren. Ziel ist eine ausgeglichene „Work-Life-Balance".

Durch Fortbildungen, Simulations- und Teamtraining können wir unseren beruflichen Idealbereich erweitern. Die so gewonnene Sicherheit hilft uns, im Ernstfall etwas sparsamer mit mentalen Ressourcen (grünen Kügelchen) umzugehen. Bei dauerhafter Belastung ist es wichtig, psychische Veränderungen bei sich und anderen rechtzeitig wahrzunehmen, bevor der Dauerstress in eine Depression führt. Hier gibt es inzwischen zahlreiche Beratungs- und Betreuungsangebote (Notfallbegleitung, PSU-Teams etc.). Die Schwelle zur Inanspruchnahme ist individuell, sollte aber tendenziell niedrig angesetzt werden.

7 Wahrnehmung

„Wir glauben, was wir sehen und sehen, was wir glauben“

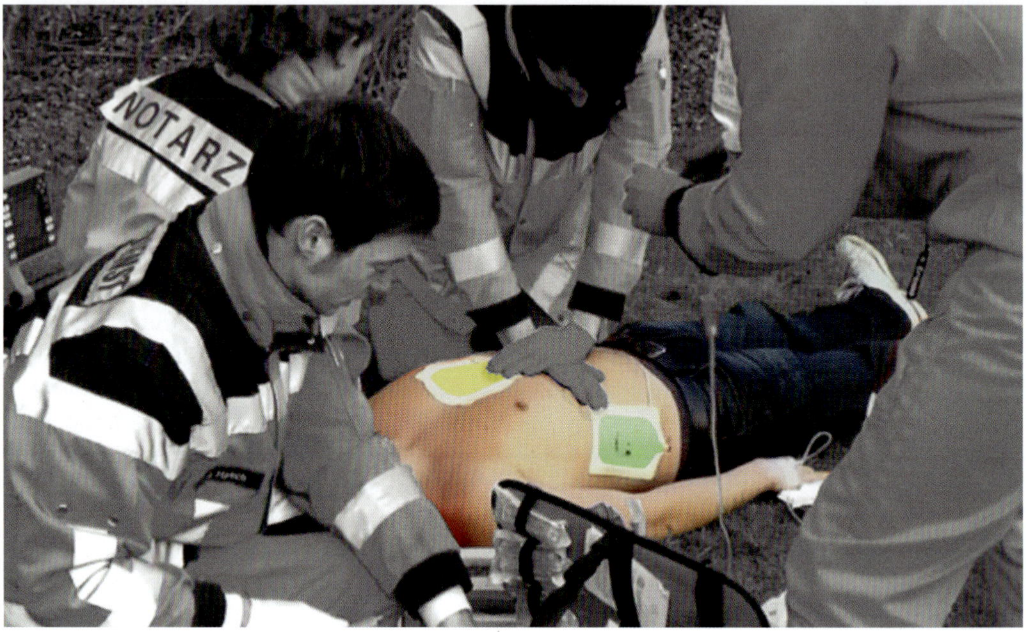

Warum wir uns nicht mal eben eine Handynummer merken können? Weil diese meist aus 9 Ziffern bestehen. Unser Kurzzeitgedächtnis kann nur ca. 7 Neuinformationen gleichzeitig erfassen (Miller´sche Zahl). Und da haben wir auch schon das Dilemma: In komplexen Situationen wie der Polytraumaversorgung im Rettungswagen oder einem kritischen Atemweg auf der Intensivstation konkurrieren hunderte von optischen, akustischen und leider auch olfaktorischen Informationen um unsere Wahrnehmung. Unser Gehirn setzt daher auf eine ganz selbstständige Priorisierung und blendet vermeintlich unwichtige Reize zum Teil vollständig aus. Im Extremfall kann diese Ausblendung zum gefürchteten „Tunnelblick“ führen und unsere Wahrnehmung wird auf einen willkürlichen Fixpunkt reduziert.

Um den Gesamtüberblick zu behalten ist es daher unerlässlich, die Wahrnehmung so offen wie möglich zu halten. Dabei können uns trainierte Verhaltensmuster oder strukturierte Versorgungsalgorithmen wie das TraumaManagement® helfen, die Prioritäten immer wieder anzupassen.

Infobox

Der Kurzfilm „Whodunnit“ zeigt eindrucksvoll, was passiert, wenn wir mit einer großen Anzahl von Neuinformationen konfrontiert werden.

Situative Wahrnehmung bedeutet zunächst einmal, alle Sinneseindrücke der Umgebung aufnehmen zu können. Dabei ist die Fülle an Eindrücken aus unserer Umwelt gewaltig. Um eine ungefähre Vorstellung der zu verarbeitenden Mengen zu erhalten, nutzen wir die Informationseinheit bit. Dabei entspricht ein Buchstabe ca. 5 bit, eine Seite Text hat 1000 bit, und ein Fernsehbild bringt eine Million bit pro Sekunde. Auf der Empfängerseite, also auf der Seite unseres Körpers, können wir über die Augen etwa 10.000.000 bit pro Sekunde aufnehmen, über die Ohren knapp 1.500.000 bit pro Sekunde, und über den Tastsinn ca. 200.000 bit pro Sekunde. Das wohlgemerkt alles im Optimalzustand. Dazu müssen wir nicht nur ausgeruht und aufmerksam sein, sondern auch genügend Motivation besitzen, um diese Informationsmenge aufnehmen zu wollen. Diese so gewonnenen Informationen müssen in einem zweiten Schritt ausgewertet und gefiltert werden. Um die richtigen Entscheidungen und Maßnahmen treffen zu können, ist aber ein dritter Schritt notwendig: Die Verknüpfung der Eindrücke untereinander sowie der Abgleich mit bereits gespeicherten Erinnerungen und Assoziationen. Neue Informationen werden auf ihren Wiedererkennungswert hin abgeklopft: Passt das irgendwo hin, gab es bereits eine vergleichbare Situation? Wird ein bekanntes Muster identifiziert, entstehen „Mental Circuits", also mentale Abkürzungen. Wir können dadurch schneller reagieren. Manchmal führen diese Abkürzungen auch zu voreiligen Schlüssen: Was bedeutet eigentlich „Brathering"? Nur weil das Wort irgendwie Englisch aussieht, muss es kein Englisches Wort sein. Lies es erneut „auf Deutsch" durch.

Ist kein konkretes Handlungsschema verfügbar, bedienen wir uns der Heuristik. Bei einem heuristischen Verhaltensmuster nutzen wir unsere Intuition. Verlassen wir in einer fremden Stadt die U-Bahn, folgen wir meistens der Masse („Herdentrieb"), um den Ausgang zu finden. (Siehe auch „Entscheidungsprozesse").
All dies passiert natürlich in Bruchteilen von Sekunden und meist ohne dass wir es überhaupt bemerken. Der wesentliche Anteil dieser kognitiven Meisterleistung geschieht abseits unseres Bewusstseins. Dies kann in kritischen Situationen zuweilen unschöne Folgen haben.
Warum ist diese situative Wahrnehmung überhaupt wichtig? Weil sie die Grundlage all unse-

Infobox

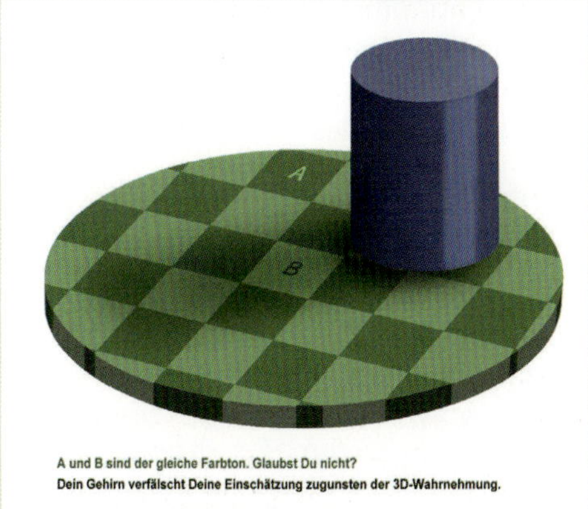

Feld A und Feld B ist der gleiche Grünton

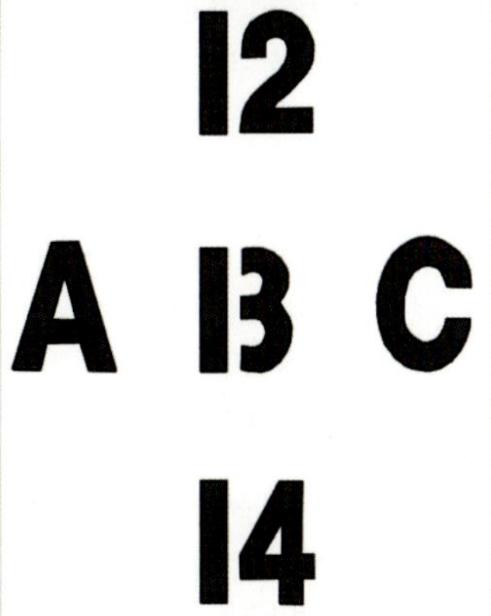

B oder 13?

Wenn wir also nicht mal mehr unseren Augen trauen können, wem denn dann?!
Neben optischen Täuschungen lässt sich natürlich auch das Gehör, selbst unser Tastsinn täuschen: einer von 10 Smartphone-Besitzern spürt regelmäßig sogenannte Phantomvibrationen in seiner Hosentasche (B.J. Fogg vom „Persuasive Technology Lab" der Universität Stanford)

rer Entscheidungen und Maßnahmen ist und daher maßgeblich den Einsatzverlauf mitbestimmt. Wir wollen wissen, was gerade passiert (Verständnis), welche Anteile des Ereignisses wichtig sind (Priorität) und wohin sich alles entwickelt (Antizipation). Um eine komplexe Situation möglichst vollständig zu erfassen kann der Einsatz aller Sinnesorgane erforderlich sein.

Das dominierende Sinnesorgan des Menschen ist das Auge. Wir glauben, was wir sehen und sehen, was wir glauben. Dabei lassen wir uns erstaunlich einfach hinters Licht führen, denn kein Sinnesorgan lässt sich wiederum so einfach manipulieren wie unser Auge.

Die situative Wahrnehmung ist abhängig von den mentalen Ressourcen. Oder anders gesagt: sind unsere kognitiven Kapazitäten reduziert, wird auch die Aufnahmebereitschaft der Sinnesorgane eingeschränkt. Ähnlich wie bei einem Computer, dessen Grafikkarte unter maximaler Auslastung des Zentralprozessors ins Stocken gerät.
Anders als bei einem Computer versucht unser Gehirn diese Schwäche zumindest kurzzeitig durch Illusionen zu ersetzen. Statt also einen Absturz zu erleiden wird unserem Bewusstsein eine Wahrnehmung vorgegaukelt, die schlimmstenfalls gar nicht existiert. Wem dies zu abstrakt erscheint, dem empfehlen wir den Besuch einer Zaubershow. Damit erfüllt unser Gehirn auch eine Art Schutzfunktion. Ist eine Situation zu komplex, kommt es unbewusst zu einer Vereinfachung der Umgebung. Wir stützen uns beispielsweise auf den allerersten Eindruck (Ankereffekt), nehmen die Dinge nur noch so wahr, dass sie zum Ersteindruck passen (Augenscheinvalidität) und verdrängen Sinneseindrücke, die im Widerspruch zu unserem Ersteindruck stehen (Bestätigungsfehler). Das Fatale daran: Wir bemerken es meist gar nicht!

Schaut euch noch mal das Bild zu Beginn dieses Kapitels an. Euch ist vermutlich nicht aufgefallen, dass die Defibrillations-Pads auf der falschen Körperseite kleben. Dem Rettungsteam leider auch nicht ... (Eine wahre Geschichte!)

7.1 Mentale Stabilität und Orientierungssicherheit

Natürlich gibt es einen Grund für diese Mechanismen. In der Entwicklung der Menschheit war es unter bestimmten Umständen notwendig, anhand weniger Informationen schnelle Entscheidungen zu treffen. Dabei war es für das Überleben gar nicht wichtig, ob eine Situation vollkommen oder nur teilweise erfasst wurde. Wichtiger war es, dass Dinge schnell einen Sinn ergaben, in einen Kontext passten. Das können wir auch heute noch beim Lesen dieses Textes feststellen:

Praxis-Tipp
„Luat enier Sidtue an eienr elgnhcsien Uvrsnäiett ist es eagl, in wcheler Rhnfgeeloie die Bstuchbaen in eniem Wrot snid. Das eniizg Whictgie ist, dsas der etrse und der lztete Bstuchbae am rtigeichn Paltz snid. Der Rset knan tatol deiuranchnedr sien und man knan es ienrmomch onhe Porbelme lseen. Das legit daarn, dsas wir nhcit jeedn Btuchbaen aeilln lseen, srednon das Wrot als gzanes."

Infobox

D1353 M1TT31LUNG Z31GT D1R, ZU W3LCH3N GR0554RT1G3N L315TUNG3N UN53R G3H1RN F43H1G 15T! 4M 4ANF4NG W4R 35 51CH3R NOCH 5CHW3R, D45 ZU L353N, 483R M1TTL3RW31L3 K4NN5T DU D45 W4HR5CH31NL1CH 5CHON G4NZ GUT L353N, OHN3 D455 35 D1CH W1RKL1CH 4N5TR3NGT.
D45 L315T3T D31N G3H1RN M1T 531N3R 3NORM3N L3RNF43H1GKEIT. 8331NDRUCK3ND, OD3R?
DU D4RF5T D45 G3RNE KOP13R3N, W3NN DU 4UCH 4ND3R3 D4MIT 83G315T3RN W1LL5T :-)

Die mentale Stabilität scheint entwicklungsbiologisch einen so hohen Stellenwert zu genießen, dass wir lieber einer Illusion verfallen anstatt irritiert „einzufrieren". Diesen nur schwer zu beeinflussenden Mechanismus müssen wir berücksichtigen, wenn wir in kritischen Situationen den Überblick verlieren!
Wie macht unser Gehirn das eigentlich? Indem es weitgehend autonom über Fokussierung oder Ausblendung von Sinneseindrücken entscheidet. Besonders fatal daran ist die Tatsache, dass diese Entscheidungen weder objektiv noch zwingend sinnvoll sondern eher zufällig sind.
Die Ausblendung von Informationen kennen wir auch als „Tunnelblick" oder „Fixierungsfehler". Ziemlich willkürlich starren wir auf einen kleinen Einsatzabschnitt und sind für andere Reize kaum erreichbar. Einer der Gründe, warum Alarmfarben meist leuchtrot und Warntöne eher laut und eindringlich sind.
Das Vereinfachen oder ein unbewusstes Ausblenden von Informationen birgt zahlreiche Gefahren. Da Lesen in kritischen Situationen keinen evolutionsbiologischen Vorteil hatte, ignorieren wir ab einer gewissen Stressintensität die Beschriftungen von Spritzen oder Perfusoren. Stattdessen setzt unser Gehirn auf die Farbe des Medikamentes. Problematisch wird es, wenn alles farblos ist (Eine Blockerspritze, die zur Kennzeichnung mit einer weißen Mullkompresse gefüllt ist, wird immer wieder gerne mit der Propofolspritze verwechselt). Dieses Problem verschärft sich dramatisch bei der Verwendung von ähnlichen Ampullen oder Medikamentenaufklebern (siehe auch Kapitel „Sicherheits- und Fehlerkultur").

Beispiel i.v.-Zugang:
Als der Notarzt an der Einsatzstelle eintrifft, sind bereits zwei Rettungsassistenten am Patienten. Nach einem schweren Verkehrsunfall war ein ca. 35jähriger Mann schwerverletzt in seinem Fahrzeug eingeklemmt. Aufgrund einer offenen Oberschenkelfraktur war der Patient bereits im Volumenmangelschock, so dass die Assistenten begonnen hatten, einen Venenzugang zu legen. Da sich diese Maßnahme als schwierig herausstellte, wurde der Notarzt mit seinem Eintreffen um Hilfe gebeten. In den nun folgenden 5 Minuten bemühten sich sowohl der Notarzt als auch drei Rettungsassistenten um einen großlumigen Venenzugang. Gleichzeitig wurde der Patient apnoeisch und entwickelte eine deutliche Zyanose. Obwohl sich vier Profis an den Extremitäten um eine Venenpunktion bemühten, fiel niemandem das blau-graue Hautkolorit auf. Wie konnte das passieren? Die sich entwickelnde Zyanose wurde ausgeblendet und somit dem Bewusstsein vorenthalten. Daher waren weder Notarzt noch Rettungsassistenten in der Lage, die Prioritäten neu zu definieren. Der Patient verstarb noch an der Einsatzstelle aufgrund einer banalen Atemwegsverlegung.

Beispiel 2 Airway:
Ein sehr ähnlicher Fall geschah vor einigen Jahren in Großbritannien. Eine junge Frau wurde zur routinemäßigen Tonsillektomie von einem erfahrenen Anästhesisten narkotisiert. Nachdem dem erwartungsgemäßen Verlust der Spontanatmung ergaben sich allerdings Probleme bei der Anlage einer Larynxmaske. Die SpO_2-Sättigung fiel dramatisch und das Anästhesieteam war über mehrere Minuten nicht in der Lage, den Atemweg zu sichern oder die Patientin ausreichend zu beatmen. Mit Unterstützung eines weiteren Anästhesisten und einem sehr erfahrenen HNO-Arzt wurden in den folgenden 20 Minuten zahlreiche Intubationsversuche unternommen. Das gesamte Team war so auf die technischen Aspekte der Beatmung konzentriert, dass sie ihr Zeitgefühl vollständig verloren. Die Fixierung auf eine Sicherung der oberen Atemwege verhinderte jede weite-

re Überlegung. Wichtige Impulse wie beispielsweise das bereitliegende Notkoniotomie-Set wurden somit gar nicht wahrgenommen. Selbst nach einer dokumentierten Hypoxiephase von über 30 Minuten war den Beteiligten die Dramatik der Situation nicht bewusst. Nur so ist es zu erklären, dass die Patientin zunächst in den Aufwachraum verlegt wurde. Sie verstarb wenige Tage nach dem Ereignis.

Um das kritische Problem eines schwierigen Atemweges auch unter hohem Stress bewältigen zu können, helfen gut trainierte Algorithmen und Leitsätze wie z. B. DOPE oder „If in doubt, take it out".

Infobox

Dieser QR-Code führt euch zum Film „Just a routine operation". Der Familienvater und Pilot Martin Bromiley berichtet in sehr persönlicher Art über die Ereignisse, die zum Tod seiner Frau Elaine führten. Gleichzeitig beschreibt er eindrucksvoll den Einfluss menschlicher Faktoren auf die Situation. Du möchtest Martin Bromiley auf Twitter folgen? @ MartinBromiley

Natürlich können wir die situative Wahrnehmung erhalten, sie sogar zurückgewinnen. Dazu muss uns allerdings bewusst geworden sein, dass sie bedroht oder bereits verschwunden war. Ein Verlust der situativen Wahrnehmung kündigt sich in den meisten Fällen an, so haben wir Gelegenheit, schnell zu reagieren:

7.2 Anzeichen eines drohenden Wahrnehmungsverlustes

- Die Situation ist ungewohnt, es existieren keine abrufbaren Handlungsmuster (Unsicherheit außerhalb der Routine).
- Die Situation entwickelt sich schneller, als Dir lieb ist. Du kannst kaum noch folgen, bestenfalls reagieren.
- Informationen ergeben keinen Sinn, können nicht in einen Kontext einsortiert werden (Irritation).
- Instinktiv hast Du das Gefühl, dass „irgendetwas" nicht stimmt. Das ungute „Bauchgefühl".
- Deine Gedanken verlangsamen sich, Entscheidungen kommen nur zögerlich, die Kommunikation wird reduziert.
- Die Reizschwelle ist reduziert, der kleinste Auslöser verursacht erhebliche Emotionen (Wut, Angst, Trauer...).
- Du suchst nach Ablenkung oder einfachen Beschäftigungen (Protokoll, Laborwerte kontrollieren...).
- Du beschäftigst Dich länger als sonst mit einfachen Maßnahmen (Zugang fixieren, Notfallkoffer packen...).

7.3 Rückgewinnung der situativen Wahrnehmung

- Geh ein paar Schritte zurück oder zur Seite. Wechsle die Perspektive („Step-back", kurze Auszeit, Reset).
- Regelmäßige Re-Evaluationen sind notwendig um ggf. die Prioritäten neu zu verteilen.
- Nutze Leitsätze/mentale Spikes („If in doubt, take it out" oder „Treat first what kills first").
- Verlasse Dich nicht ausschließlich auf Deine Sinne, gerade das Auge ist leicht zu täuschen!
- Ungereimtheiten/Wiedersprüche sofort abklären!
- Enge Kommunikation, Mitteilung aller Veränderungen, regelmäßige Re-Evaluation
- „Vier-Augen-Prinzip", Kontrolle durch Teamkollegen

7.4 Die Chance des Zweiteindruckes

Häufig machen wir die Erfahrung, dass ein nachrückendes Team die Situation völlig an-

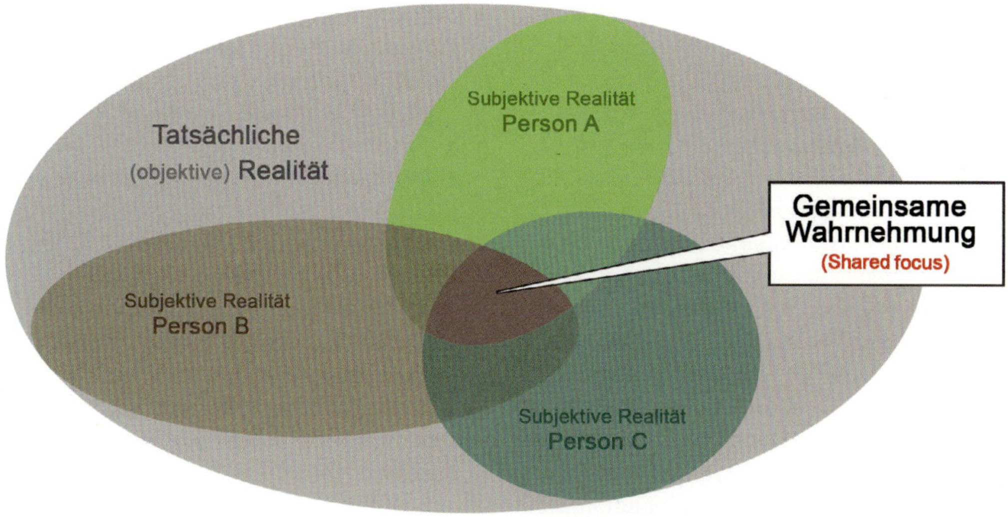

ders bewertet. Das nachgeforderte NEF bemerkt die ausgeschaltete Heim-Sauerstoffversorgung des COPD-Patienten. Der Oberarzt sieht beim Ablösen im OP, dass alle Infusionen durchgelaufen sind. Diese oft als unangenehm wahrgenommene Eigenschaft des Zweiteindruckes kann in kritischen Situationen zur Stärke werden. Statt sich also von der Dynamik mitreißen zu lassen, kommt es der Gesamtsituation oft zugute, wenn das nachfolgende Team möglichst objektiv die Einsatzstelle betritt. Mit einem „Step back" oder einer kurzen Auszeit können wir dieses Potential auch ohne ein zweites Team nutzen.

7.5 Realitätsverlust?

Da wir zunächst einmal alles glauben was wir sehen, müssen wir mindestens zwei Realitäten unterscheiden: die wahrgenommene (subjektive) Realität und die tatsächliche (objektive) Realität. Die wahrgenommene Realität erstellen wir uns zum Teil unbewusst, zum Teil auch bewusst anhand der eingehenden Informationen. Sie ist also immer eine Konstruktion unseres Gehirns und unseres Bewusstseins. Die objektive Realität findet teilweise außerhalb unserer Wahrnehmung statt, da sie meist deutlich komplexer ist und unsere Wahrnehmungskapazität schnell überfordert.

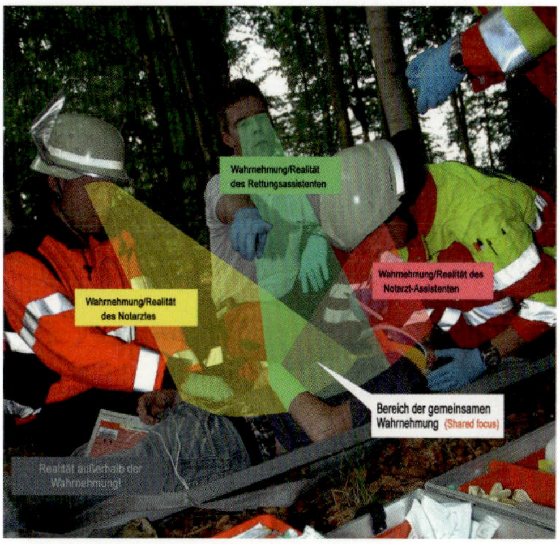

Individual focus:
Bereich der Einzelwahrnehmung

Shared focus:
Bereich der kollektiven Wahrnehmung (Ziel: Vergrößerung)

Blind zone:
Bereich außerhalb der Einzel- und Teamwahrnehmung (Ziel: Reduktion)

Auch innerhalb des Teams verursacht die unterschiedliche Wahrnehmung erhebliche Probleme. Unsere subjektive Realität entspricht nämlich nie genau der Realität unserer Teampartner. Schon aufgrund verschiedener Standorte und Perspektiven unterscheiden sich die Realitäten aller Teammitglieder zum Teil erheblich! Eine Führungsperson, die nicht unmittelbar mit manuellen Maßnahmen der Patientenversorgung blockiert ist („Hands-off"), könnte durch den regelmäßigen Positionswechsel einen guten Eindruck der tatsächlichen Realität bekommen. Neue Teammitglieder, die „frisch" in das Szenario einsteigen, können wertvolle Neuimpulse geben. Deshalb ist es wichtig, neue Informationen an das gesamte Team zu geben und bestehende Informationen regelmäßig im Team abzugleichen (Re-Evaluation). Der Einzelspieler läuft immer Gefahr, die subjektive Realität mit der tatsächlichen Realität zu verwechseln.

Berücksichtigt man den Informationsaustausch und wechselt man gelegentlich die Position, lässt sich der gemeinsame Bildausschnitt erheblich vergrößern. Hier gilt der bewährte Teamvorteil: Vier Augen sehen mehr als Zwei.

Praxis-Tipp
Wechselt in komplexen Situationen die Perspektive, sofern ihr die Möglichkeit dazu habt. So erhaltet ihr unter Umständen einen völlig neuen Blickwinkel auf die Ereignisse und eure Wahrnehmung erfasst einen deutlich größeren Teil der objektiven Realität. Alleine deshalb ist es während einer Reanimation ratsam, die Position zu tauschen und die Herzdruckmassage zu übernehmen. Oder bei einem schweren Verkehrsunfall auch mal auf die andere Seite des PKW zu gehen.

Ist euch eigentlich aufgefallen, dass alle Zahlen in den Daumenmarken dieses Kapitel spiegelverkehrt sind? Man übersieht mehr, als man denkt ...

8 Sicherheits- & Fehlerkultur

„Fehler sind dazu da, um aus ihnen zu lernen. Nicht sie zu wiederholen."

Wer das Wort „Sicherheitskultur" in seine beiden Bestandteile trennt, erkennt bereits im zweiten Teil des Begriffes ein wesentliches Problem, welches in Unternehmen immer wieder auftaucht, wenn es um das Thema Sicherheit geht. Eine Kultur beschreibt immer eine vom Menschen ausgehende Schöpfung und Weiterentwicklung. Sie ist fest im Kollektiv der Gesellschaft verankert und wird meist intensiv gepflegt. Daher ist es nachvollziehbar, dass Dienstanweisungen und Auflagen kaum geeignet sind, Sicherheit „von oben nach unten" anzuordnen. Sicherheitsmaßnahmen sind oft aufwändig und zeitraubend. Umso wichtiger ist es daher, diese Sicherheitsroutinen plausibel und nachvollziehbar zu gestalten. In einer gesunden Sicherheits- und Fehlerkultur geht es also maßgeblich darum, das Verantwortungsbewusstsein jedes Einzelnen zu erwecken.

Fehler dienen dazu, aus ihnen zu lernen und nicht, diese zu wiederholen. Dazu sind allerdings eine ganze Reihe von Voraussetzungen notwendig. Zunächst muss ein Fehler überhaupt als ein solcher erkannt werden. Darüber hinaus muss ein Fehler kommuniziert und in einem nächsten Schritt analysiert werden. Handelte es sich um einen Denkfehler oder einen bewussten Regelverstoss? War es ein Irrtum oder eine kleine Nachlässigkeit in der Alltagsroutine? Ist die Fehlerursache ein Individualversagen oder Ausdruck eines Systemfehlers? Und letztendlich die alles entscheidende Frage: Wie können wir diesen Fehler zukünftig verhindern? Eine solche Fehlerkultur setzt allerdings voraus, dass der offene Umgang mit Fehlern gefördert wird und somit eine deutlich höhere Priorität genießt als die Ermittlung und Bestrafung des Verursachers.

8.1 Fehlerdefinition

Die Definition eines Fehlers lässt sich ganz allgemein formulieren: „Eine Handlung oder Unterlassung, die zu einem unerwünschten Resultat oder einer signifikant erhöhten Möglichkeit eines solchen führt" (http://webmm.ahrq.gov/glossary.aspx).
Wir möchten uns in diesem Kapitel etwas differenzierter mit der Fehlerentstehung, den verschiedenen Fehlerarten und deren Folgen sowie dem Umgang mit Fehlern beschäftigen. Denn menschliche Fehler sind häufig nur ein Symptome von tieferliegenden Systemfehlern. Bei der Analyse von Fehlern geht es also nicht nur darum, menschliches Einzelversagen zu betrachten. Vielmehr gilt es herauszufinden, wie die Einschätzungen und Handlungen von Menschen in der gegebenen Situation überhaupt zustande kamen. Dazu ist es notwendig, sich etwas mit der Anatomie und der Physiologie des Fehlers zu beschäftigen...

8.2 Fehlerursachen

Bei der Untersuchung von menschlichen Fehlern fallen häufig Co-Faktoren auf, die eine Fehlerwahrscheinlichkeit deutlich erhöhen. Neben ganz basalen Emotionen wie Angst oder Panik sind dies häufig Müdigkeit, Konzentrationsschwächen, hohe Arbeitsbelastung, unphysiologische Arbeitszeiten oder körperliche Beschwerden wie Schmerzen oder Hunger (siehe auch „Stressoren"). Drogen, Medikamente oder (Rest)alkohol, aber auch negative Einstellungen wie Resignation oder Selbstüberschätzung wirken sich oft negativ auf unser Urteilsvermögen aus, reduziert unser Risikobewusstsein und verleiten zu Fehlverhalten (siehe Kapitel „Ich & das Team"/erworbene Einstellungen).

8.3 Fehler ist nicht gleich Fehler

Warum sollte ausgerechnet in einer komplexen Arbeitsumgebung gerade der Fehler einfach sein? Wenn wir uns an eigene „Missgeschicke" erinnern, fällt uns bereits selber auf, dass es viele unterschiedliche Arten von Fehlern gibt. Manchmal übersehen wir etwas, vergessen vielleicht einen Zwischenschritt. Hin und wieder schleichen sich Denkfehler ein oder wir werden Opfer eines Missverständnisses. Auch hier wird die Schnittstelle zur Kommunikation deutlich. Und dann haben wir noch die Regelverstöße. Diese können unabsichtlich oder auch vorsätzlich begangen werden. Die Folgen dieser Fehler können ebenfalls sehr unterschiedlich sein: Kleine Ereignisse, die kaum Schaden anrichten, Zwischenfälle mit erheblichen Komplikationen (Beinahe-Katastrophen) oder ein richtiger Unfall mit langfristigen oder tödlichen Folgen. Am Anfang einer solchen Katastrophe stehen oftmals sogenannte „unsichere Handlungen". Typische unsichere Handlungen sind beispielsweise unbeschriftete Spritzen oder eine falsch markierte Extremität. Aber auch die unleserliche Handschrift des Oberarztes oder ähnlich gestaltete Ampullen. Kommen zu einer unsicheren Handlung weitere Co-Faktor wie Müdigkeit und Hunger hinzu, kann das Unglück seinen Lauf nehmen.

Bei der Analyse von Fehlern (Ereignisse, Zwischenfälle oder Unfälle) ergeben sich dabei häufig Mischformen. Oftmals liegt eine sukzessive Abweichung von Sicherheitsmaßnahmen zugrunde, dann wird bewusst eine Regel verstoßen und in Kombination mit einem Denkfehler kommt es zur Katastrophe.

Fehlerursachen

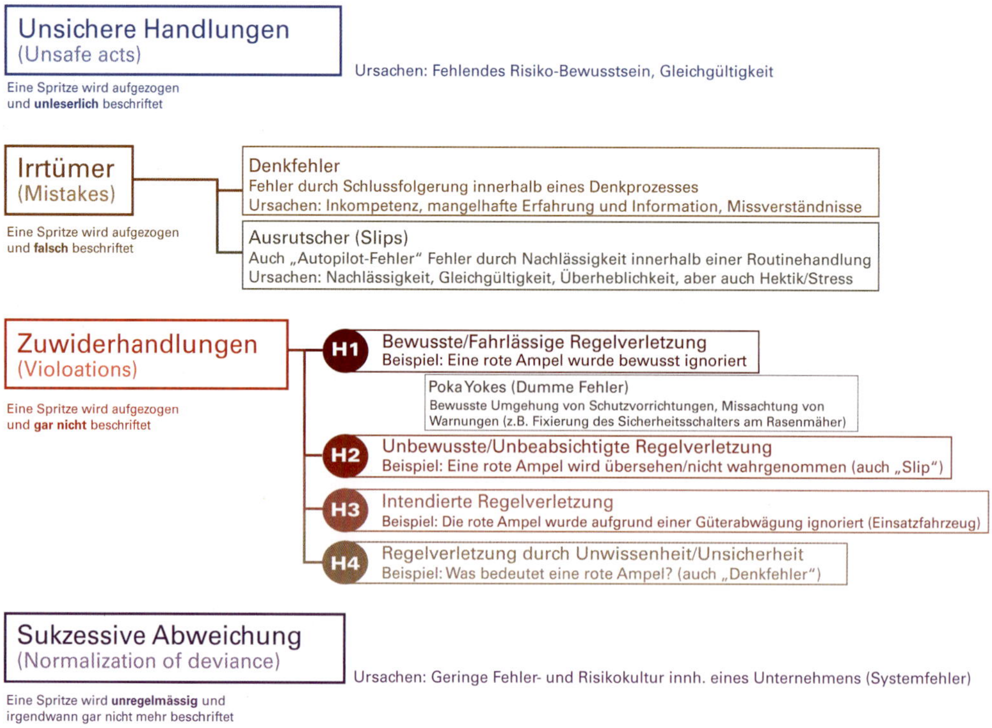

Beispiel Injektion:
Der Medizinstudent Markus verbringt sein praktisches Jahr in einer Kinderklinik. Nach 8 Wochen ist er auf der Intensivtation eingeteilt und fest im ärztlichen Team integriert. Neben den klassischen Routinearbeiten führt er dabei auch Maßnahmen durch, die normalerweise nicht von Studenten durchgeführt werden. So verabreicht Markus den Kindern Infusionen und Medikamente. Formal ist das zwar nicht gestattet, aber im Alltag existiert seit Jahren eine sukzessive Abweichung dieser Regel. Die Gabe von intravenösen Antibiotika durch PJ-Studenten ist in diesem Team daher üblich und normal. Am Montagmorgen bereitet Schwester Andrea die Medikamente für ihre kleinen Patienten vor. Maria, ein 14 Monate altes Kleinkind bekommt aufgrund einer Darmoperation 3x täglich eine intravenöse Antibiose. Über einen zentralvenösen Katheter. Zusätzlich erhält sie über ihre Magensonde 1x täglich eine orale Antibiose. Um die Antibiotika über die Sonde geben zu können, muss Schwester Andrea die Tablette zerkleinern und mit Wasser zu einem Brei vermischen. Gerade als sie diesen Brei in einer Spritze aufgezogen hatte, klingelte das Stationstelefon. Mit den Worten „Hier ist schon mal das Antibiotikum" legt Andrea die Spritze neben das Bett und läuft zum Telefon.
Da Markus gerade damit beschäftigt ist, der kleinen Maria etwas Blut aus dem ZVK abzunehmen, kommt es zu einer fatalen Schlussfolgerung: In der Annahme, es handle sich bei der (unbeschrifteten) Spritze um das verordnete i.v.-Antibiotikum, injiziert Markus den Inhalt über den ZVK. Kurz darauf erleidet die kleine Maria schwerste Komplikationen und verstirbt zwei Tage später.

In dieser tragischen Kasuistik sehen wir zahlreiche Fehler unterschiedlicher Ursache, die zu einem furchtbaren Unfall geführt haben. Neben der **sukzessiven Abweichung** bestehender Sicherheitsregeln (ein Ausdruck mangelhaften Sicherheitsbewusstseins im gesamten Team) kam es bei der Zubereitung der Medikamente zu einer **unsicheren Handlung**: Der für die orale Gabe zubereitete Brei hätte niemals in eine i.v.-Spritze aufgezogen werden dürfen. Der Telefonanruf, welcher zu einer Handlungsunterbrechung führte, muss als schicksalshaft gewertet werden. Die Aussage „Hier ist schon mal das Antibiotikum" war sicherlich sehr missverständlich. Als der Student die Spritze auf den ZVK setzte, unterlag er einem fatalen Irrtum. Gleichzeitig beging er mit der bewussten Regelverletzung „Keine Medikamentengabe durch Studenten" einen H1-Fehler. Ursache dieses tödlichen Fehlers war also sowohl ein Systemfehler (sukzessive Abweichung), eine unsichere Handlung, eine missverständliche Äußerung, ein **Irrtum** (Denkfehler) UND ein **bewusster Regelverstoß**. Wer möchte hier Richter sein?
Alleine die Unterscheidung verschiedener Fehlerursachen hilft uns bei einer gründliche Fehleranalyse aber nicht weiter. Es ist nämlich viel komplizierter als gedacht. Eine weitere Differenzierung ergibt sich bei der Frage, ob ein Fehler unvermeidbar/schicksalhaft oder vermeidbar war. Also der Unterschied zwischen einem unerwünschten Ereignis (UE) und einem vermeidbaren unerwünschten Ereignisses (VUE). Eine plötzliche gastrointestinale Blutung nach therapeutischer Antikoagulation kann sicherlich auftreten und gehört zu den klassischen Risiken einer Gerinnungshemmung. Eher vermeidbar hingegen wäre die gastrointestinale Blutung nach einer versehentlicher Kombination verschiedener Gerinnungshemmer (z. B. eine irrtümlich angesetzte Vollheparinisierung in Unkenntnis einer fortgeführten Marcumartherapie).

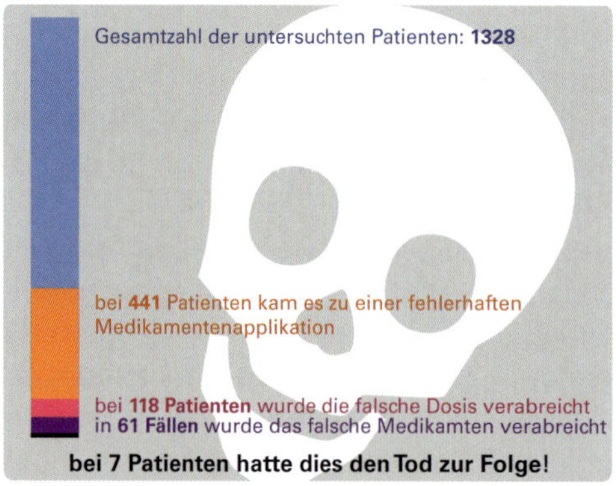

(Quelle: A.-Valentin et al. Errors in administration of parenteral drugs in intensive care units: multinational prospective study BMJ 2009; 338:b814)

8.4 Fehlerklassen

Auch hinsichtlich der Folgen wollen Fehler unterschieden werden. Der Beinahe-Fehler, auch „Near-miss-Incident" genannt, beschreibt das rechtzeitige Erkennen eines Ereignisses mit hohem Fehlerpotential.

Beispiel:
Unmittelbar vor der Einleitung zur Intubationsnarkose fragt der Patient, ob sein Bandscheibenvorfall für die Rückenmarkanästhesie relevant sei – gerade noch rechtzeitig, bevor er fälschlicherweise eine Vollnarkose bekommen hätte.

Das **Ereignis** (auch „Incident") umfasst Situationen, in denen ein Fehler aufgetreten ist, dieser aber rechtzeitig bemerkt und korrigiert wurde. Für den Patienten sind Ereignisse weitgehend folgenlos.

Beispiel:
Bei der Anlage eines venösen Zuganges wird das Stauband am Oberarm vergessen. Dadurch kann die Infusion nicht einlaufen. Das Team spült den Zugang mehrfach, bevor die venöse Stauung auffällt. Nach Lösen des Staubandes läuft die Infusion problemlos.

Deutlich kritischer sind sogenannte **Zwischenfälle**. Diese auch als „Critical Incidents" bezeichneten Fehler sind dramatischer und können mittelfristig Folgen für den Patienten haben. Zwar wird ein Fehler erkannt und korrigiert, oft allerdings erst mit einer erheblichen Verzögerung. Zwischenfälle sind typische „Beinahe-Katastrophen", in deren Anschluss alle Beteiligten froh sind, dass es „gerade noch mal gut gegangen ist".

Beispiel:
Ein Patient wird unbemerkt von der Beatmung getrennt, gleichzeitig ist der Sättigungssensor nicht angeschlossen. Eine drohende Hypoxie wird durch den zufällig ins Zimmer kommenden Krankenpfleger gerade noch verhindert.

Wird ein Fehler gar nicht erkannt oder korrigiert, sprechen wir von einem Unfall. In der Literatur finden sich auch die Begriffe „Severe Incident" oder auch „Sentinel event". In diesem Fall sind die Folgen für den Patienten langfristig oder sogar tödlich.

Beispiel:
Der Arzt verlässt den Raum, nachdem er einem Patienten statt eines Schmerzmittels versehentlich ein starkes Muskelrelaxanz injiziert hat. Der Patient verstirbt unbemerkt in Folge der generalisierten Muskellähmung.

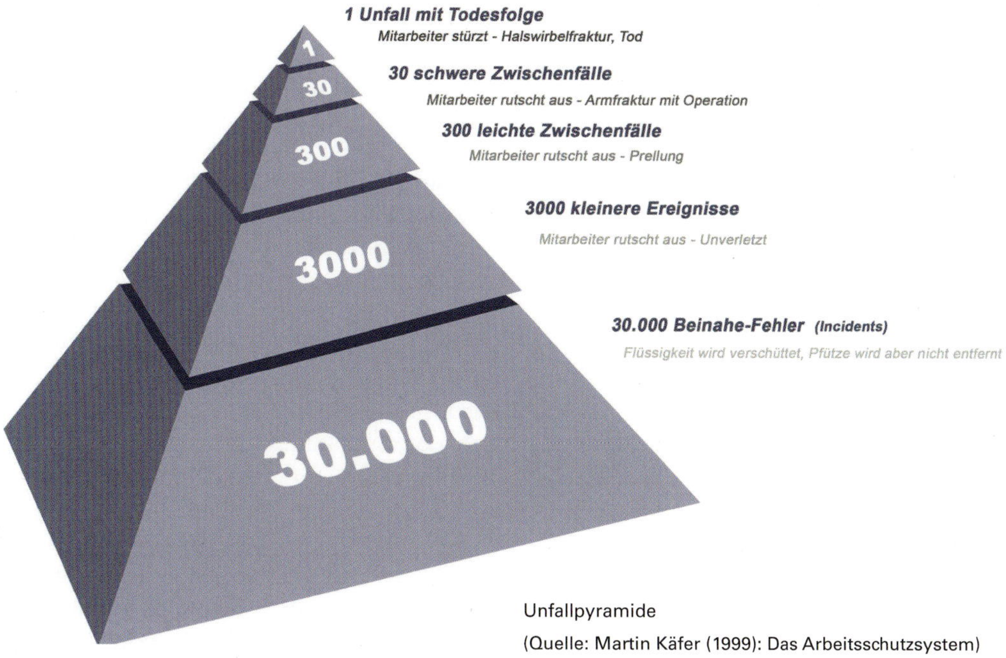

Unfallpyramide
(Quelle: Martin Käfer (1999): Das Arbeitsschutzsystem)

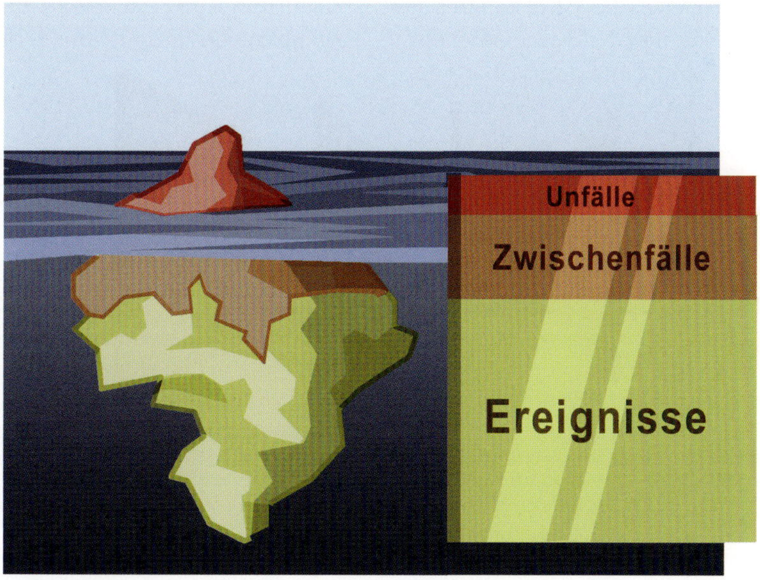

Das „Eisbergmodell" im Vergleich
(Quelle: bei DuPont de Nemours, Hans-Böckler-Stiftung Arbeitspapier 10, Düsseldorf)

8.5 Die „Verkettung unglücklicher Umstände"

In einer hochtechnisierten und spezialisierten Arbeitsumgebung sind bereits zahlreichen Schutzebenen etabliert, um das Auftreten von Fehlern auf ein Minimum zu reduzieren. Leider beschreibt dieses Minimum immer noch ca. 17.000 tödliche Zwischenfälle im deutschen Gesundheitswesen (Quelle: AK Patientensicherheit).
Nachdem wir uns bereits mit den verschiedenen Fehlerursachen und Fehlerklassen beschäftig haben, widmen wir uns in diesem Kapitel der sogenannten „Fehlerdynamik". Welche Wege schlägt ein Fehler typischerweise ein, wie entwickelt sich eine unsichere Handlung zu einem fatalen Unfall?
„Ein Fehler macht noch keinen Unfall" ist ein häufig genutztes Zitat. Und beschreibt damit die Evolution eines Unfalls als Kombination aus verschiedenen Einzelfehlern. Das Fallbeispiel „Injektion" beschreibt diese Entwicklung ziemlich deutlich. Was also muss konkret passieren, damit eine Bagatelle zu einer Katastrophe wird? Am einfachsten lässt sich dieser Mechanismus mit Hilfe des „Schweizer-Käse-Modells" erläutern:

Tritt ein Fehler – egal welcher Art – auf, gibt es bereits in der Startphase zahlreiche Sicherheitsebenen, um diesen Fehler zu „enttarnen" bzw. unmittelbar aufzuhalten. Bereits die betriebsinternen Standards und die Strukturierung unseres Arbeitsbereiches sind hilfreich, Fehler bereits in der Entstehung zu verhindern. Manche dieser Sicherheitsebenen fallen uns nicht mal mehr auf: Allein die Tatsache, dass die Intubation durch ein erfahrenes Anästhesie-Team durchgeführt wird und dabei die Vitalwerte des Patienten immer überwacht werden müssen, generiert Sicherheit. Bereits in dieser Phase kann der Patient davon ausgehen, durch fachliche und handwerkliche Kompetenz sowie technische Unterstützung sicher eingeleitet zu werden.
Eine weitere Sicherheitsebene bietet die trainierte Kommunikation zwischen dem Anästhesisten und seiner Pflegekraft. Der regelmäßige Abgleich von Informationen, die Re-Evaluati-

8

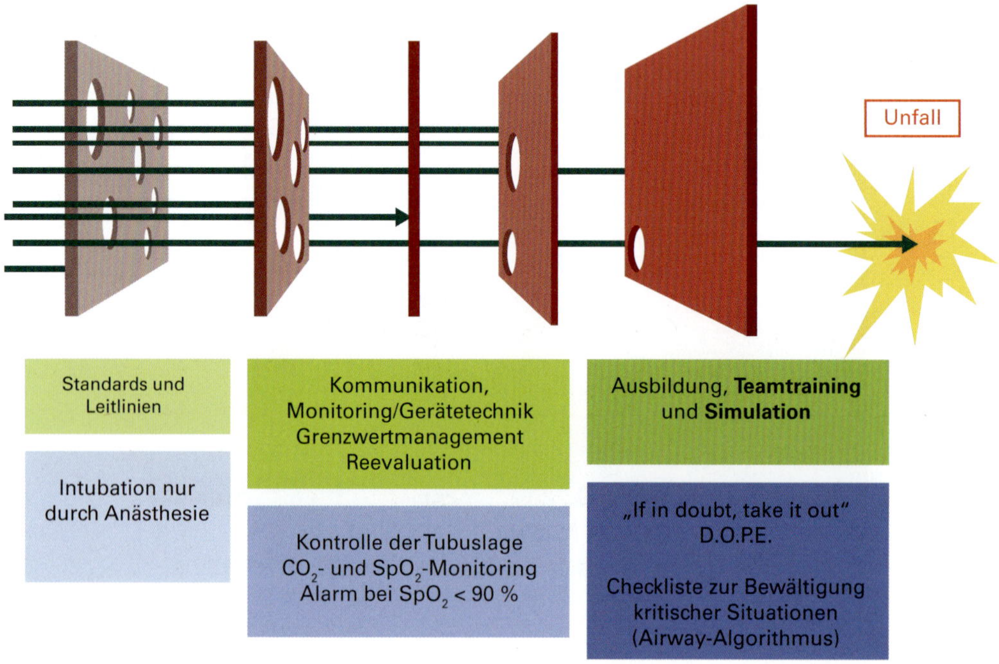

Modifiziertes „Modell nach Reason"

on und sogenannte „Cross-Checks" erfüllt hier eine wichtige Sicherheitsfunktion (siehe auch Kapitel „Kommunikation"). Zusätzlich greifen auch hier weitere Sicherheitssysteme wie Monitoring, Alarmgrenzen und technische Sperrmechanismen (um z. B. ein Minimum von 30 % FiO2 zu garantieren).
Eines muss uns allerdings klar sein: Am Ende einer langen Serie von Sicherheitsebenen steht immer der Mensch. Sollte ein Fehler unbemerkt alle Sicherheits- und Kontrollinstanzen überwunden haben, obliegt es den Teammitgliedern, einen Unfall zu verhindern. Keine Maschine der Welt kann das Team und den Patienten schützen, wenn ein Fehler alle Sicherheitsebenen passiert hat. Das Bewusstsein menschlicher Faktoren, die Kenntnis der eigenen Stärken und Schwächen und regelmäßiges Training machen sich in dieser Phase bezahlt.

Beispiel Hypoxie?:
Der 31jährige Matthias befindet sich im 3. Jahr seiner Ausbildung zum Anästhesisten. An diesem Freitagnachmittag ist er mit der ebenfalls jungen Anästhesieschwester Eva in der Narkoseeinleitung des gynäkologischen OPs tätig. Kurz vor dem wohlverdienten Wochenende wurde eine Abrasio nachgemeldet, die 30jährige Patientin hat keine Vorerkrankungen und Vornarkosen waren bisher unauffällig.
Die Stimmung ist entspannt bis heiter, alle Beteiligten wollen den Eingriff so schnell wie möglich hinter sich bringen. Matthias dreht den Sauerstoff am Narkosegerät auf 10 Liter und präoxygeniert die Patientin. Auffällig ist bereits nach kurzer Zeit ein diskreter Abfall der Sauerstoffsättigung bis auf 95 %. Da die Maskenbeatmung problemlos ist und sich der Brustkorb der Patientin hebt und senkt, platziert Schwester Eva den Sättigungs-Clip zunächst auf einen anderen Finger. Trotz weiter abfallender O_2-Sättigung entschließt sich Matthias zur Intubation. Diese gelingt ebenfalls komplikationslos, die Atemgeräusche sind beidseits vesikulär, über dem Magen sind keine Geräusche auskultierbar. Ein schriller Alarmton ertönt, den aber weder Matthias noch Eva zuordnen können. Daher wird die Alarmfunktion für 2 Minuten deaktiviert.
Trotz sicherer Intubation und einem Minutenvolumen von 6 Litern fällt die Sauerstoffsättigung erheblich. Das Pulsoxymeter zeigt inzwischen einen Wert um 70 %, die Patientin wird nun erkennbar zyanotisch. Panik macht sich breit, weder Arzt noch Schwester können sich die Diskrepanz zwischen der offensichtlich guten Beatmung und dem Sättigungsabfall erklären. Das macht einfach keinen Sinn (siehe auch: situative Wahrnehmung).
Bei einer Sauerstoffsättigung von 45 % entschließt sich Matthias eher aus Verzweifelung zu einer maximalen Reduktion aller Geräte. Er trennt die Patientin vom Kreisteil und übernimmt die Beatmung manuell mithilfe eines Beatmungsbeutels. Obwohl die Patientin nun mit Raumluft (21 % O_2) ventiliert wird, steigt die Sauerstoffsättigung in den folgenden Minuten auf 95 % an. Erst jetzt hat das Team ausreichend mentale Ressourcen, um sich mit der Fehlerursache zu beschäftigen. Matthias fällt auf, dass er während des Patientengespräches die Sauerstoffzufuhr des Kreisteils aufdrehen wollte, dabei allerdings versehentlich den Lachgas-Flow aufgedreht hat. Ursache der Hypoxie ist also die Verdrängung von Sauerstoff durch Lachgas gewesen!

Der ursprüngliche Fehler war also, in einem kurzen Moment der Ablenkung Lachgas anstelle von Sauerstoff aufzudrehen (Fehlerursache: Ausrutscher/Slip). Dieser Fehler konnte sich unbemerkt weiterentwickeln, auch als das Gerät mit einem schrillen Warnton auf die hohe Lachgaskonzentration hinwies (Der Alarmton war dem Anästhesie-Team nicht bekannt, konnte daher also nicht zugeordnet werden). Erst als die Situation vollends zu eskalieren drohte, berief sich der junge Assistenzarzt auf ein zurückliegendes Simulationstraining und reduzierte alle denkbaren Fehlerquellen (In case of emergency: „Keep it simple and stupid").

Eine technische Sperrfunktion, die eine Lachgas-Konzentration über 70 % verhindert hätte war in dem Kreisteil übrigens nicht installiert.

Fazit: Menschen machen Fehler und die Verkettung von Fehlern führt zu Unfällen!

Beispiele für Irrtümer, unsichere Handlungen und potentielle Fehlerquellen und im Alltag:

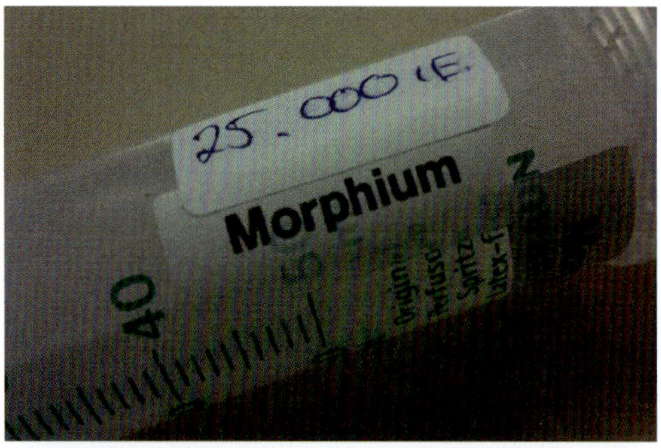

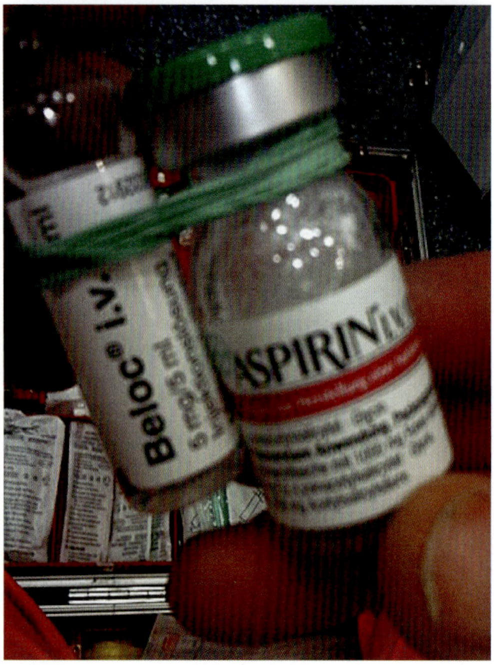

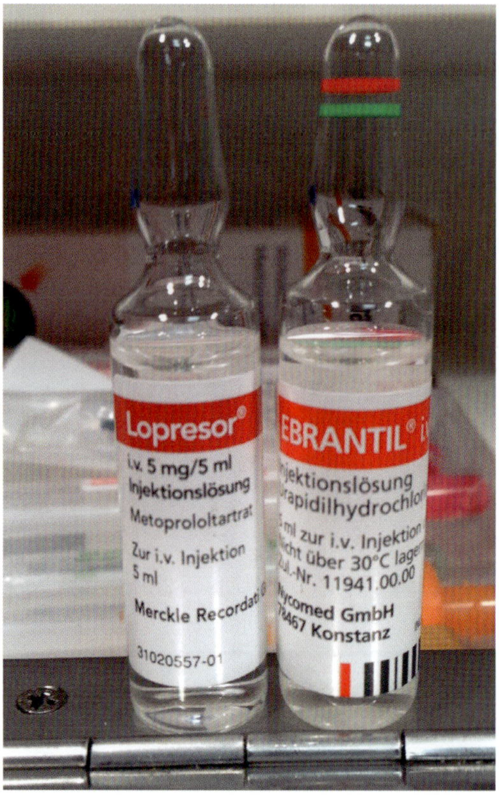

8.6 Sicherheitskultur/ „Company Safety Culture"

Ob es uns gefällt oder nicht – wir arbeiten inmitten einer sogenannten „High-Risk-Environment". Hohes Risiko bedeutet, dass Fehler ganz erheblichem schlimmstenfalls sogar tödliche Auswirkungen haben können. Wir haben aber auch gelernt, dass der Mensch – so fehlbar er in kritischen Situationen auch sein mag – Dinge zum Guten wenden kann. Grundsätzlich darf also im Gesundheitswesen davon ausgegangen werden, dass Fehler meist unabsichtlich geschehen. Man kann wohl voraussetzen, dass kein Rettungsassistent und kein Mediziner bewusst und fahrlässig das Leben von Patienten riskiert oder seinen Schaden billigend in Kauf nimmt (Ausnahmen bestätigen bekanntermaßen die Regel). Deshalb wird es Zeit, von der „Culture of Blame", von der Theorie des Einzelversagens abzurücken und menschliche Fehler im Kontext komple-

xer Systeme zu betrachten. Denn wenn Fehler eine „Verkettung unglücklicher Umstände“ sind, könnte eine genauere Analyse dieser Umstände durchaus sinnvoll sein! 80 % aller Fehler entstehen übrigens aufgrund von Organisations- und Kommunikationsmängel („We have good people in bad systems“).
Der Idealzustand ist die „High-Reliability-Organisation“ (HRO), ein Unternehmen, welches seine Risiko- und Fehleranfälligkeit klar zur Kenntnis nimmt und mit verschiedenen strukturellen Maßnahmen ein offensives Fehlermanagement betreibt. Dazu gehören ein vorwurfsfreies Arbeitsumfeld, eine hierarchie- und fachübergreifende Kooperation und die gegenseitige Bereitschaft zur Sicherheitsmaximierung und Fehlerminimierung. Nicht zuletzt aber auch die Möglichkeit einer sanktionsfreien Fehlermeldung. Allesamt Ansprüche, die wohl kaum mit Hilfe einer einfachen Dienstanweisung umsetzbar sind. In der Luftfahrt und anderen Industriebereichen mit hohem Risikopotential wurde daher längst übergeordnete Sicherheitsmanagementsysteme etabliert. Diese sind zwingende Voraussetzung für den Erwerb einer Betriebserlaubnis. Welche Sicherheitssysteme müssen Rettungsdienste und Kliniken vorweisen?
An dieser Stelle einen kleinen Hinweis zum Qualitätsmanagement (QM). Gerne wird QM mit Risikomanagement (RM) verwechselt, dabei handelt es sich um zwei Begriffe, die zwar grundsätzlich die gleiche Intention verfolgen, aber mit unterschiedlichen Werten belegt sind. Während „Qualitätsmanagement“ eher positiv geprägt ist und den Fokus auf vergleichbare Qualitätsstandards legt, verfolgt „Risikomanagement“ einen eher präventiven Ansatz. Es gilt, potentielle Risikobereiche und Fehlerquellen zu erkennen, zu bewerten und zu entschärfen, bevor ein Unglück geschieht. Es ist sicherlich nachvollziehbar, dass Qualität und Sicherheit eng miteinander verwandt sind. Umso erstaunlicher ist die Tatsache, dass im Qualitätsmanagement die Risikoevaluation eine nur geringe Rolle spielt. Oft entsteht der Eindruck, dass es primär um den Erwerb eines Zertifikates zur Außendarstellung geht und weniger um eine echte und dauerhafte Veränderung der Unternehmenskultur.
(Quelle: Dr. Christopher Niehues, LL.M und Prof. Dr. M. Wessels; Rettungsdienst, 12-2012 35. Jahrgang 1164)

8.7 „Red Rules“

Eine ganz konkrete Maßnahme, die als gutes Beispiel für effektives Risikomanagement dient, ist die Einführung sogenannter „Red Rules“: Hat eine Maßnahme ein extrem hohes Risiko-Potential, sind strenge Regeln zur Sicherung des Prozesses notwendig. Diese Regeln können beispielsweise essentielle Grundlagen oder Bedingungen definieren, deren Nichteinhaltung zum sofortigen Abbruch der Maßnahme führen würde. In der Industrie sind diese „Red Rules“ bereits länger etabliert. Auch in der Medizin kennen wir solche Regeln: Keine Bluttransfusion ohne vorhergehenden Bedside-Test. Keine Narkose-Einleitung ohne Anästhesist und Anästhesie-Pflegekraft. „Red Rules“ generieren also ein hohes Maß an Betriebssicherheit. Da „Red Rules“ dazu gedacht sind, schwere Zwischenfälle zu verhindern, kann jedes Teammitglied bei einer drohenden (oder tatsächlichen) Regelverletzung den Prozess stoppen, ohne dafür Sanktionen seitens des Arbeitgebers zu fürchten. Würde man beispielsweise die präoperative Kennzeichnung des OP-Gebietes als „Red Rule“ definieren, könnte eine fehlende Markierung zum Abbruch der Narkoseeinleitung führen. Eine Sicherheitskultur, die in der klinischen Praxis zur Zeit leider kaum vorstellbar ist.

8.8 „Human Factor Engineering“

Auch die Schnittstelle Mensch/Maschine ist in den letzten Jahren komplexer geworden. Auf Intensivstationen, in Rettungswagen und Operationssälen hat der Anteil an Geräten und Monitoren deutlich zugenommen. Je unübersichtlicher eine Arbeitsumgebung, desto reduzierter die Wahrnehmung in kritischen Situation

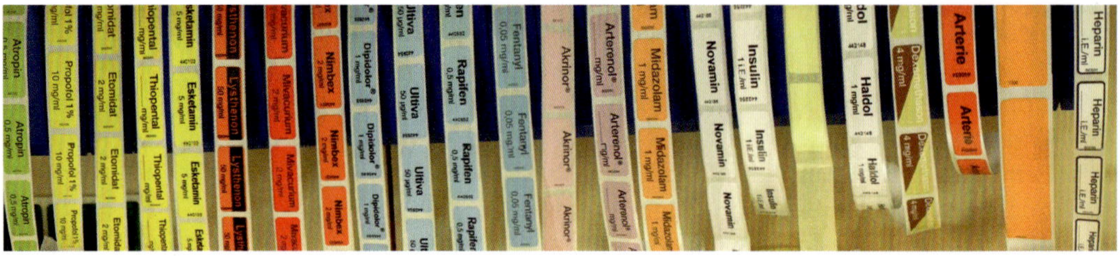

Eine einheitliche wirkstoffbezogene Farbkennzeichnung von Medikamenten (ISO 26825)

(siehe hierzu das Kapitel „Situative Wahrnehmung"). Deshalb ist die einfache und einheitliche Gestaltung von Geräten ein wichtiger Sicherheitsfaktor. Intuitive Bedienung und vergleichbare Menüstrukturen sowie ein identisches Alarmton- und Farbkonzept sind bei der Fehlervermeidung hilfreich, Sogenanntes „Human Factor Engineering". Absolut essentiell ist die einheitliche Vorhaltung von Medikamenten in Bezeichnung, Kennzeichnung, Konzentration und Dosierungen. Unterschiedliche Ampullarien und nahezu identisch gestaltete Ampullen sind eine häufige Fehlerquelle mit zum Teil katastrophalen Folgen! Darüber hinaus empfehlen wir die einheitliche Ausstattung von Schubladen, Fächern, Rucksäcken oder Taschen.

Umgebungssicherheit

- einheitlicher Gerätepark (Bedienung/Menüstrukturen, Warntöne/Warnfarben)
- einheitliche Ausstattung (Schubladen, Rucksäcke, Taschen)
- einheitliche Medikamente (Präparat, Konzentration/Dosierung, Kennzeichnung)
- „Red-Rules" (Zwingende Anweisungen, deren Nichterfüllung zum sofortigen Abbruch der Maßnahme führt!)
- Beispiel: Bedside-test vor Transfusion, markiertes OP-Gebiet vor Hautschnitt ...

Auch in der Kommunikation können wir die Sicherheit am Risikoarbeitsplatz deutlich erhöhen:

- einheitliche Kommunikation (Kommunikationsstandards wie „Time-Out" oder „Team-Stop")
- Cross-Check / Doppel-Check / „Read-back" (Closing Loop, 4-Augen-Prinzip)
- Regelmäßige Sicherheits-Checks (vor, während und nach kritischen Phasen)

8.9 Let´s talk about ...

Fehler fristen ein trauriges Dasein. Meist werden sie in dunklen Kellern bei Wasser und Brot gehalten. Wir reden nicht über sie, möchten nicht einmal an sie erinnert werden. Tragischerweise vergessen wir sie tatsächlich irgendwann. Dabei könnte man so viel aus Fehlern lernen. Wir müssen uns gar nicht mit der Frage beschäftigen, ob Fehler passieren. Vielmehr scheint es so, als ob das Auftreten von Fehlern in hochkomplexen Systemen eine Art natürliche Konstante ist. Freunden wir uns daher lieber gleich mit dem Gedanken an, dass der Fehler ein alltägliches Phänomen ist. Und trotzdem (oder gerade deshalb) müssen wir Mechanismen entwickeln, um diesen Fehlern offen gegenüberzutreten. Nur wenn wir Fehler veröffentlichen und analysieren können wir und andere aus ihnen lernen. Denn das wirkliche Drama liegt in der Wiederholung ein- und desselben Fehlers.

Fehlerfrei?

30 % der Intensivpflegekräfte und Ärzte verneinen das Auftreten von Fehlern im Rahmen ihrer Tätigkeiten! (Quelle: Sexton et al. BMJ 2000, S. 745)

- Jeder macht (irgendwann, irgendwo) Fehler!
- Fast niemand macht absichtlich Fehler (Wie hoch ist der Anteil an fahrlässigem Verhalten?)
- (Fast) jeder Fehler hat eine systemische Komponente (die juristisch leider selten berücksichtigt wird!)

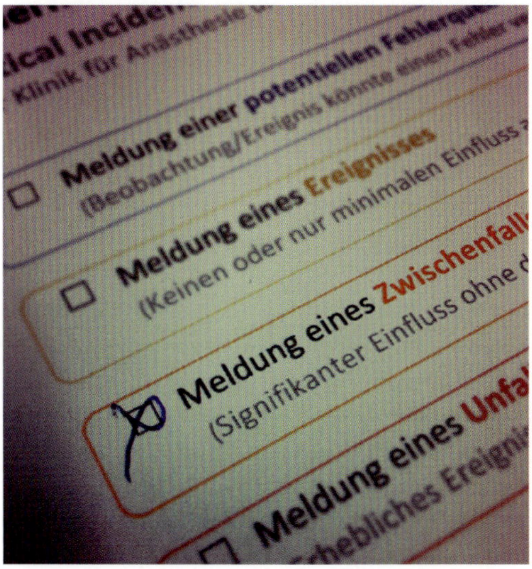

8.10 Fehlermeldung/Fehlermeldesysteme

Es gibt inzwischen zahlreiche Möglichkeiten, um Fehler transparent und öffentlich zu machen. Grundsätzlich gilt das an der Medizinischen Hochschule Hannover entwickelte 3B-Konzept®: Berichten, Bearbeiten, Beheben. Der Bericht eines Fehlers wird über Systeme wie beispielsweise ein CIRS (Critical Icident Reporting System) ermöglicht. Aber auch ein Fehlermanager kann in der Funktion einer Ombudsperson als Ansprechpartner fungieren. Eine weitere Möglichkeit ist die Ausbildung von Mitarbeiter/innen zu Risikomanagern. Erkenntnisse über abteilungsspezifische Risiken und Zwischenfälle würden schnell identifiziert und weitergeleitet. Interdisziplinäre Teams könnten im Anschluss einer Fehlermeldung eine genaue Analyse des Fehlers vornehmen und präventiv tätig werden. Auch Nachbesprechungen oder interdisziplinäre Mortalitäts- und Morbiditätskonferenzen ermöglichen den kollegialen Austausch eines komplexen Falles. Dies setzt allerdings eine bereits stabile Team- und Fehlerkultur voraus. Alle Systeme bieten anonym oder nicht-anonym die Möglichkeit, potentielle Fehlerquellen oder bereits stattgefundene Fehler zu veröffentlichen.

Die gute Dokumentation und Veröffentlichung von Fehlern ist die Grundvoraussetzung, um eine Fehleranalyse durchführen zu können. In einer strukturierten Aufarbeitung eines Fehlers steckt enormes Potential: Die Meldung potentieller Fehlerquellen kann präventiv genutzt werden oder Systemfehler aufdecken. Neue oder verbesserte Sicherheitselemente können die Folge sein. Auch hier dient uns die Luftfahrt als gutes Beispiel: jedes Ereignis, jeder Zwischenfall und sicherlich alle Unfälle werden akribisch ausgewertet, um die Ursachen zu ermitteln. Stichwort Flugschreiber: Die Air France investierte etliche Millionen Euro in die Bergung des Flugschreibers von Flug AF447, um die Ursache des Absturzes vom 1. Juni 2009 über dem Atlantik zu ermitteln. Alleine die Überlegung, Videoaufzeichnungen in Rettungswagen und Notaufnahmen zu installieren würde bei den meisten von uns auf Ablehnung stoßen. Daran lässt sich eindrucksvoll erkennen, wie weit die medizinische Fehlerkultur von der Luftfahrt entfernt ist.

Praxis-Tipp
Veröffentlicht eine Memo, in der die Installation von Kameras und Mikrofonen im Rettungswagen oder im Schockraum angekündigt wird. Die allgemeine Reaktion auf diese Ankündigung wird von Erstaunen bis Entsetzen reichen und grundsätzlich auf hohe Ablehung stoßen. Dies zeigt sehr deutlich, welchen Stellenwert Fehleranalyse und Fehlerprävention haben. Der Hinweis auf etablierte Flugschreiberauswertungen in der

Luftfahrt kann den MitarbeiterInnen im Gesundheitswesen verdeutlichen, wie komplexbehaftet und pathologisch die Fehlerkultur in ihrem eigenen Unternehmen ist (Vermutlich wird euch die Chefetage diese provokante Memo gar nicht erlauben).

8.11 Don´t shoot the messenger

Welche Bedingungen führten zum Fehler? Sind die Ursachen eher multifaktoriell? Ist die unbeabsichtigte Verwechselung eines Medikamentes Ausdruck eines Einzelversagens oder ist ein Systemfehler erkennbar (Personalreduktion, Übermüdung nach Doppelschichten, missverständliche Medikamentenaufkleber etc.)? Eine offene Fehlerkultur kann nur gedeihen, wenn sich die Sichtweise der Unternehmensführung deutlich verändert. Statt einer direkten (oder indirekten) Bestrafung des Verursachers muss die Fehleranalyse und Prävention im Mittelpunkt aller Maßnahmen stehen. Hier ist die Unternehmensführung aufgefordert, Maßnahmen zur Förderung einer offenen und sanktionsfreien Fehlerkultur zu schaffen. Das lernende Team ist das Ziel.

Beispiel Ökonomischer Druck:
Anästhesist Marco ist sich der angespannten Finanzlage seiner Klinik bewusst. Das OP-Management verlangt kurze Wechselzeiten zwischen einzelnen Narkosen und die Zeiten werden in der EDV lückenlos erfasst. Nun liegt eine 87jährige Patientin mit bekannter Arrhythmia absoluta und bekannter Carotisstenose in der Einleitung. Sie ist zwar über die Anlage eines arteriellen Katheters zur invasiven Druckmessung aufgeklärt, Marco verzichtet aber zugunsten einer kürzeren Einleitungszeit auf die Anlage des Katheters. Im Verlauf der Operation kommt es immer wieder zu hypotonen Phasen, die medikamentös korrigiert werden. Postoperativ fällt eine neu aufgetretene Hemiparese links auf, die einen deutlich verzögerten Therapieverlauf nach sich zieht.

Wer trägt hier die Schuld? Handelt es sich um das Einzelversagen eines Anästhesisten oder ist der ökonomische Druck Teil eines Systemfehlers?

Einen interessanten Gegenentwurf zur üblichen „Culture of blame" bietet David Marx mit der „Just-culture": Er unterscheidet zwischen menschlichem Versagen (Human error), einem risikobehaftetem Verhalten (At-risk-behavior) sowie einem rücksichtslosen Verhalten (Reckless behavior).

Das **menschliche Versagen** ist dabei Ausdruck einer situativen Schwäche. Diese kann aufgrund eines Systemfehlers, aber auch infolge eines Individualfehlers auftreten.

Rettungssanitäter Stefan B. hatte diese Woche bereits fünf Nachtschichten, nun übernimmt er eine sechste Nacht, da eine Kollegin erkrankt ist. Gegen 0:30 Uhr verwechselt er ein Antiarrhythmikum mit einem Relaxanz. Systemfehler oder Individualfehler?

Risikobehaftetes Verhalten beschreibt die bewusste Inkaufnahme eines erhöhten Risikos zugunsten einer besseren Patientenversorgung. Hier übernimmt das Individuum oder ein Team die Verantwortung für mögliche Folgen – sofern diese immer objektiv abgeschätzt werden können.

Notarzt Jörg lebt zur Zeit in Trennung und kämpft um das Sorgerecht für seine Tochter. Er hat schlecht geschlafen und nun einen 24-Stunden-Dienst vor sich. Gegen 22 Uhr steht er vor der Entscheidung, eine COPD-Patientin mit respiratorischer Erschöpfung zu intubieren. Er kennt das erhöhte Risiko, möchte aber sich und dem Team gegenüber keine Schwäche eingestehen. Die Patientin wird im Rahmen der Narkoseeinleitung reanimationspflichtig.

Wie viel Einfluss hatte die private Situation auf seine Risikoeinschätzung?

Das **rücksichtslose Verhalten** beinhaltet einen gewissen Vorsatz. Damit ist eine Individualschuld gegeben und kann unter Berücksichtigung aller Faktoren auch strafrechtliche Folgen für eine Einzelperson haben.

Intensivpfleger Paul hat seit einigen Tagen Stress mit der Stationsleitung. Er ist angeblich aggressiv gegenüber Patienten und übernimmt keinerlei Verantwortung für sein Handeln. Darüber ist er sehr verärgert, noch schlimmer allerdings empfindet er die ständigen Hilferufe des demenzerkrankten Patienten Maier. Er bittet den Stationsarzt um eine Sedierung für die Nacht. Auf der Intensivstation ist es üblich, dass die Pflegekräfte eine einmal verordnete i.v.-Sedierung an den Bedarf des Patienten anpassen. Paul erhöht die Sedierung deutlich und deaktiviert zusätzlich den Sättigungsalarm, da sich Herr Maier häufig das Pulsoxymeter selbstständig entfernt. Aufgrund der hohen Sedierung wird der Patient nun atemdepressiv. In Kombination mit dem deaktivierten Sättigungsalarms erleidet Herr Maier unbemerkt eine schwere Hypoxie. Ist das Verhalten des Intensivpflegers entschuldbar?

8.12 Juristische Aspekte des Fehlers

Bei allen menschlichen Schwächen soll nicht der Eindruck entstehen, dass wir ein vorsätzliches oder grob fahrlässiges Verhalten oder auch nur die bewusste Inkaufnahme hoher Risiken mit dem Faktor Mensch entschuldigen wollen. Nicht jeder Fehler beinhaltet eine Systembeteiligung und nicht jedes Fehlverhalten ist mit einer schlechten Situationsperformance begründbar.
Ist also trotz aller Komplexität ein Fehler auf eine Einzelperson reduzierbar, dürfen wir natürlich die juristischen Aspekte nicht außer acht lassen. Ob nun ein Fehler fahrlässig, grob fahrlässig und in der Folge dessen als Körperverletzung, Totschlag oder sogar Mord gewertet werden, ist sehr vom Einzelfall abhängig. In der Regel kommt es im Rahmen einer juristischen Bewertung zu einer gutachterlichen Einschätzung. Wir verweisen diesbezüglich auf bestehende Gutachten und Urteile.

Fazit:

Seit 2007 beschäftigen wir uns nun mit den menschlichen Faktoren. In diesen Jahren haben wir nicht nur viel über den Menschen an sich und sein Verhalten in ungewohnten Situationen gelernt. Natürlich haben wir dadurch auch unsere ganz persönlichen Leistungsgrenzen erfahren. Dennoch beschleicht uns gelegentlich das Gefühl, dadurch kein bisschen besser geworden zu sein, geschweige denn weniger Fehler zu machen. Was zunächst deprimierend wirkt, offenbart bei näherer Betrachtung eine ganz einfache Tatsache: Man ist und bleibt Mensch!
Wir sind keine emotionslosen Maschinen. Egal wie sehr wir unsere Arbeitsbereiche standardisieren und automatisieren – solange Menschen im System aktiv sind, werden wir emotional, intuitiv, manchmal sogar instinktiv handeln. Auch wenn in diesem Buch der Eindruck entstanden sein sollte, dass diese Eigenschaften eher negativ sind, so möchten wir sie doch nicht missen. Sie machen uns zu dem, was uns von Computern unterscheidet und wir möchten uns keine Welt ohne menschliche Faktoren vorstellen. Auch wenn wir dadurch gelegentlich falsche Entscheidungen treffen oder sogar Fehler machen.

Dieses Buch soll uns die klassischen menschliche Verhaltensmuster aufzeigen. Es soll uns ermutigen, einen selbstkritischen Blick in den Spiegel zu werfen. Es soll uns helfen, aus den selbstgewählten kleinen Gefängnissen der Eitelkeiten und der Selbstüberschätzung auszubrechen, um die Freiheit selbstloser Interaktion und Kooperation kennenzulernen.

Natürlich ist weder unser Tagesseminar noch dieses Buch in der Lage, bessere Menschen aus euch zu machen. Aber es ist hoffentlich vermittelt worden, dass die meisten menschlichen Faktoren keine schicksalhaften, statischen Talente sind, sondern wertvolle Fähigkeiten, die entwickelt werden möchten. Eine gute Kommunikation, eine dynamische Führung oder die gegenseitige Wertschätzung im Team ist ebenso erlernbar wie auch der Umgang mit eigenen (und fremden!) Fehlern. Wir hoffen mit diesem Buch eine Tür geöffnet zu haben. Hinter dieser Tür findet ihr einige nützliche Werkzeuge, die euch in kritischen Situationen helfen können. Erzählt anderen von euren Erlebnissen, Erkenntnissen und Fehlern. Übernehmt Verantwortung für euch und andere. Unterstützt euch gegenseitig, achtet auf einander und behaltet das Gesamtziel im Auge.

Übrigens: Einen ähnlichen Ansatz wie FaktorMensch haben die Schweizer KollegInnen mit dem Kurs „Lessons from the cockpit" verfolgt. Dabei zeigten sie deutlich, dass CRM-Inhalte und Teamtraining im Gesundheitswesen einen positiven Einfluss auf Risikomanagement sowie Sicherheits- und Fehlerkultur haben können:

Lessons from the Cockpit

Kurs „Lessons from the cockpit"
(Human-Factor-Themen, Teamtraining-Übungen, Videos, offene Diskussionen)

10 Kurse insgesamt 857 Personen
50 % Pflegefachkräfte, 22 % Ärzte, 28 % sonstiges Personal

Ergebnisse des Ausbildungskonzeptes	2002	2008
Akzeptanz und Anwendung von Checklisten	75 %	100 %
Meldung kritischer Ereignisse/ Unfälle	709	1481

Stiftung für Patientensicherheit
Sax HC, Browne P. Mayewski RJ et al.:
Can aviation-based team training elicit sustainable havioral change?
(Archives of Surgery 2009; 144: 1133-1137)

Die Reserve-O_2-Flasche

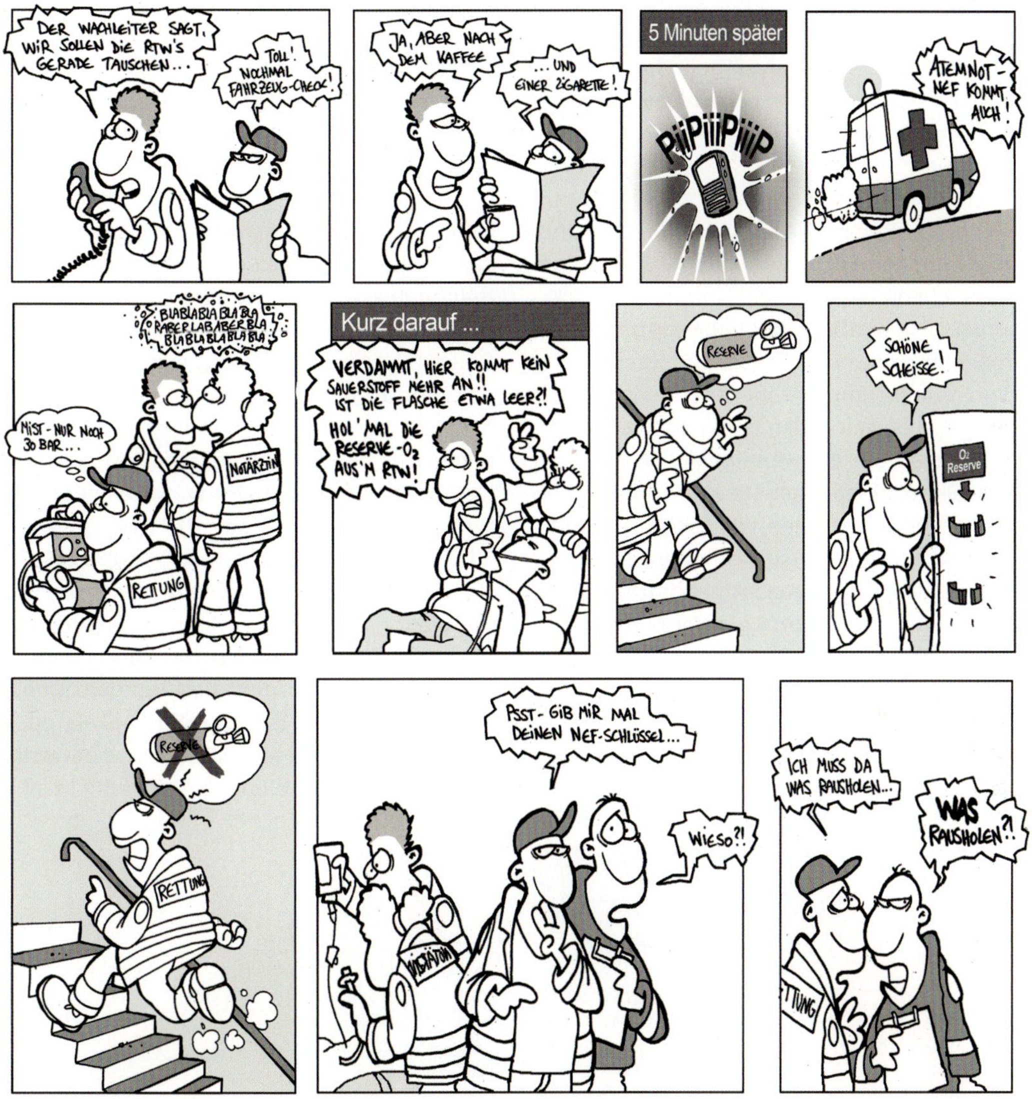

- Analysiere die menschlichen Faktoren, die zu dieser Situation geführt haben
- An welcher Stellen hätte der Zwischenfall durchbrochen werden können?
- Wer ist für diese Situation (und evtl. daraus entstandene Schäden) juristisch verantwortlich?
- Wie reagierst du als Kollege/Kollegin oder Vorgesetzte(r) auf diese Situation?
- Welche organisatorischen Strategien sind notwendig, um solche Situationen zu verhindern? (Die Mitarbeiter/innen müssen diese Strategien auch annehmen!)

Fazit

Der kleine Simulations-Guide

Wie bereits im Kapitel „Teamtraining und Simulationstraining" auf Seite 35 beschrieben wurde ist die Ausbildung unter möglichst realistischen Arbeitsbedingungen die nächste Stufe auf der Treppe der persönlichen Weiterentwicklung.

Neben zahlreichen großen Simulationszentren gibt es mittlerweile einige Skills-Labs und andere regionale Simuationsangebote. Einige davon bieten sogenannte „Inhouse"-Lösungen an, also ein Simulationstraining in eurer Arbeitsumgebung. Leider ist ein gutes Simulationstraining immer sehr zeit- und kostenintensiv und derzeit sehen leider die wenigsten Arbeitgeber die Notwendigkeit, Mitarbeiter durch Simulationsangebote zu fördern.
Als Alternative möchten wir euch die „DIY"-Simulation (Do-it-yourself) anbieten. Dazu haben wir paar Aspekte zusammengetragen, die euch bei der Durchführung einer eigenen Simulationslösungen helfen können:

Ablauf
Ein ordentliches und strukturiertes Briefing bereitet die Teilnehmer optimal auf das Szenario vor und reduziert das Risiko, dass Teilnehmer aus der Simulationsebene „herausbrechen" („Äh...sollen wir jetzt nur so tun oder kann man die Puppe in echt intubieren?"). Gebt den Teilnehmern ausreichend Zeit, sich mit den Materialien und Geräten auseinander zu setzen. Zeigt ihnen, was geht und was man nur andeuten kann. Je nach Arbeitsumgebung empfehlen wir für das Briefing etwa 5-10 Minuten.

Damit die Simulation möglichst realistisch ist, sollten die Szenarios den gängigen Alltagssituationen angepasst sein. Einige Beispiele für Szenarios findet ihr am Ende dieses Kapitels. Dabei reichen schon Routinesituationen, um das Team an seine Grenzen zu führen. Zu „exotische" Szenarios hingegen sorgen schnell für Frustration und damit einer reduzierten Akzeptanz bei den Teilnehmern. Für die eigentliche Simulation empfehlen wir 10-15 Minuten.

Das Debriefing ist der wesentliche Part eines Simulationstrainings. Mögliche Videoaufzeichnungen können hier natürlich gemeinsam gesichtet und diskutiert werden. Dabei sollte sowohl die Einzelleistungen als auch die Teamperformance analysiert und bewertet werden. Wir empfehlen die Aufteilung in eine

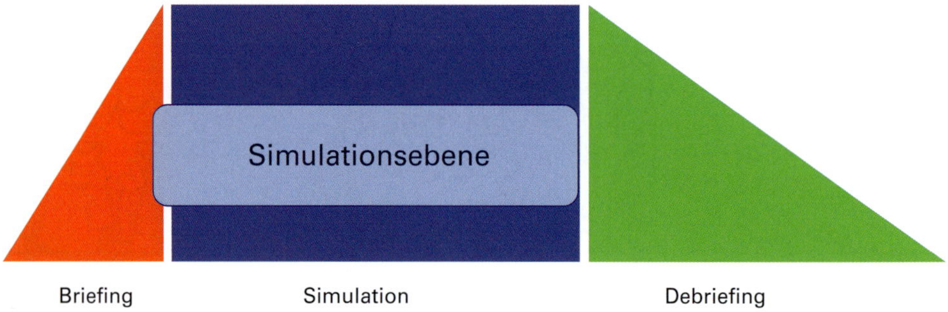

Briefing:
- Vorstellung aller Teammitglieder
- Material- und Gerätecheck
- Definition der Aufgaben und Ziele
- Fragen?!

Simulation:
- Sich darauf einlassen
- Simulationsartefakte „überspielen"
- Die Simulationsebene nicht verlassen
- Geschützer Raum: keine Angst vor Fehlern!
- Spaß haben

Debriefing:
- Neutrale Moderation (Ideal: externe Trainer)
- Offen, konstruktiv und vorwurfslos
- Selbsteinschätzung / Teameinschätzung
- Bei Bedarf: Fehleranalyse
- Bei Bedarf: Fazit und konkrete - Zielvereinbarungen

Schematische Darstellung eines Simulationsablaufes

medizinisch/technische Beurteilung und eine Bewertung nach menschlichen Faktoren. Idealerweise erfolgt diese getrennte Beurteilung durch mindestens zwei Trainer, die das Szenario unter eben diesen Aspekten beobachtet haben. Wichtig ist hier eine sachliche Analyse und eine konstruktive Beratung hinsichtlich der Verbesserungsmöglichkeiten. Das Debriefing vermittelt den Teilnehmern die wesentlichen Lehrinhalte der Simulation! Im weiteren Verlauf kann für den Teilnehmer dadurch sogar der wertvolle Prozess der Selbstreflexion initiiert werden. Das Debriefing darf daher durchaus 15–20 Minuten in Anspruch nehmen.

Technik

Ob und in welchem Umfang technisches Equipment zum Einsatz kommt, ist von eurem Engagement und den finanziellen Ressourcen abhängig. Für Simulationsphantome gibt zahlreiche Anbieter auf dem Markt, neben den Kompettangeboten der Firma Laerdal® gibt es für die reine Darstellung von Vitalzeichen zahlreiche „kleine" Monitorlösungen wie iSimulate® oder SimMon® .

Kamera & Co

Meist reicht bereits eine gut positionierte Videokamera oder Webcam. Die audiovisuelle Aufzeichnung von Simulationsabläufen sind für die anschließende Analyse spannend und lehrreich. Allerdings muss immer auch berücksichtigt werden, dass nicht alle Teilnehmer mit einer Aufzeichnung oder einem Debriefing einverstanden sind. Simulation basiert auf Vertrauen und daher empfehlen wir, diese Bedenken zu respektieren und auf die Aufzeichnung zu verzichten.

Trainer

Ein Simulationstraining sollte nach Möglichkeit von Mitarbeitern durchgeführt werden, die neben einem hohen Engagement auch über das notwendige fachliche und technische Wissen verfügen. Idealerweise kommen verschiedene „Experten" zusammen, denn auch die Entwicklung eines Simulationsprojektes ist eine Teamleistung.

Ein Simulationstraining kann persönliche Schwächen aber auch Defizite eines Teams offenbaren. Daher hat es sich bewährt, externe Trainer speziell für das Debriefing zu engagieren. Diese gewährleisten einen neutralen und unvoreingenommenen Blick auf die Einzel- und Teamleistung. Dies ist die Grundlage für eine offene, konstruktive und wertschätzende Beurteilung gerade hinsichtlich persönlicher Faktoren wie Führungsverhalten, Kommunikation, Risiko- und Stressmanagement. Wer möchte in diesen Bereichen schon gerne von seinen eigenen Kollegen „bewertet" werden?

Grenzen der Simulation

Simulationsartefakte sind Faktoren oder Elemente innerhalb der Simulationsebene, die

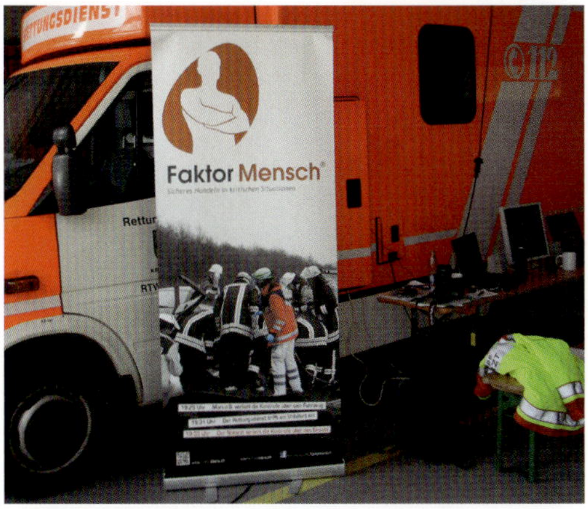

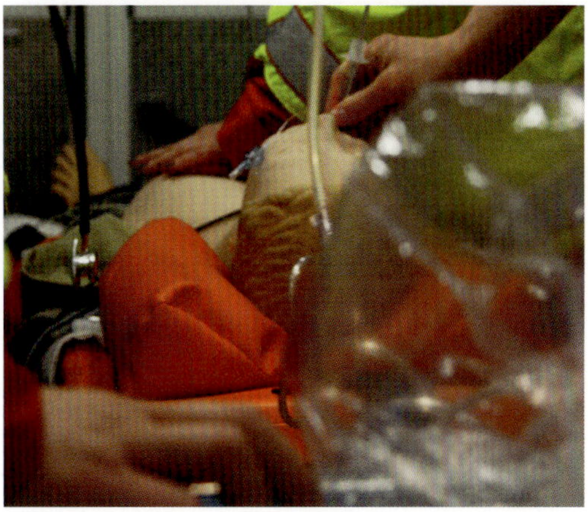

kaum oder gar nicht realistisch wiedergegeben werden können. Dadurch verlassen manche Teilnehmer ungewollt die Simulationsebene und handeln nicht mehr authentisch. Beispiele: Interaktion mit dem Patienten (Sim-Puppe), die Möglichkeiten der Diagnostik und die Darstellung der Vitalwerte, Maßnahmen wie z. B. Punktionen oder die Defibrillation. Aber auch einzelne Teilnehmer und Positionen (z. B. der Lehrrettungsassistent als „Notarzt") oder Umgebungsbedingungen wie Wetter, Lärm oder Dunkelheit.

Mögliche Szenarios

Medzin:

- Narkoseeinleitung mit kritischem Atemweg (Airwaymanagement)
- Umlagerung eines polytraumatisierten Patienten
- Sturz aus dem 3. Stock einer Klinik (Gebäuderückseite)
- Anaphylaktischer Schock im CT (im Verlauf mit CPR)
- Neugeborenenreanimation im Kreissaal
- Übergabe eines kindlichen Polytrauma im Schockraum

Rettungsdienst:

- Akutes Koronarsyndrom mit CPR im Verlauf (ohne Notarzt)
- Aggressiver Patient mit Alkoholintoxikation (Deeskalation)
- Patient unter einem Eisenbahnwaggon (Platzmangel)
- Thorakale Schussverletzung (mit Polizei?)
- Bewusstlose Person in einem (unbeleuchteten) Keller
- SAB mit Anisokorie nach Sturz, Patient agitiert

Glossar

A

Abweichung	Entfernen von Sicherheitsstandards, meist schleichend (sukzessiv) bis die Missachtung von Sicherheitsstandards der Normalzustand ist (Normalisation of deviance)
Ad-Hoc-Team	Spontane und meist komplexe Teamkonstellation und Interaktion in (zeit)kritischen Situationen (Schockraum, CPR-Team auf Normalstation, Luftrettung vs. Bodenrettung...)
Adverse Event	Schwerwiegender Zwischenfall mit negativen Folgen
Ankereffekt	Fixierung auf den Ersteindruck
Antizipation	Vorausschauendes Denken und Handeln
APS	Aktionsbündnis Patientensicherheit (www.aktionsbuendnispatientensicherheit.de)
ATLS®	Abkürzung für Advanced Trauma Life Support. Strukturierte innerklinische Traumaversorgung
Augenscheinvalidität	Isolierte Wahrnehmung von Informationen, die zum Ersteindruck passen
Autoritätsgradient	Verhältnis innerhalb einer Hierarchie (z. B. Pilot/Co-Pilot, Assistenzarzt/Oberarzt) (siehe: Hierarchiegefälle)

B

BÄK	Bundesärztekammer
Bedside-Test	Schnelltest zum Abgleich der Blutgruppen vor Bluttransfusion (Sicherheitsebene)
Bestätigungsfehler	Isolierte Ausblendung von Informationen, die dem Ersteindruck widersprechen
Blind zone	Bereiche der objektiven Realität, die von keinem Teammitglied wahrgenommen werden
Briefing	Kurze Vorbesprechung
Burn-Out	Schwere Verlaufsform einer Depression durch mentale Überanstrengung/Überarbeitung

C

Call-Out	Definierte Kommunikationsstandards
Cluster	Zusammengeballte Gruppe/Haufen. Isolierte Kommunikation in Kleingruppen
Coach	Trainer (Einzel- oder Team-Trainer)
Codering	Verschlüsselung (von Kommunikation)

Comfort-Zone	Auch „Wohlfühl-Zone". Arbeitsbereich mit bestem Ausgleich zwischen Anforderung und Performance
Common Code	Gemeinsame Sprache (Fachjargon)
Company Safety Culture	Sicherheitskultur innh. eines Unternehmens (Sicherheit als Unternehmensziel)
COPD	Chronische obstruktive Atemwegserkrankung (auch „COLD")
Cowboy-Problem	Der dominante Einzelspieler, oft selbstgefällig und risikofreudig
Critical Incident	Schwerwiegender Zwischenfall mit negativen Folgen (siehe: Zwischenfall oder adverse event)
CRM	Cockpit-Resource-Management: urspr. Teamtraining innerhalb der Cockpit-Crew Crew-Resource-Management: Erweiterung des Teamtrainings auf die gesamte Flight Crew (CRM wird fälschlicherweise auch als „Crisis-Resource-Management" bezeichnet)
Cross-Check	Doppelkontrolle zum Abgleich einer Wahrnehmung (siehe auch 4-Augen-Prinzip)
CT	Computertomographie (Radiologische Diagnostik)
Culture of Blame	Fehlerkultur der Schuldzuweisung

D

Debriefing	Kurze Nachbesprechung, Analyse von Besonderheiten, Fehlermanagement
Decodierung	Entschlüsselung (von Kommunikation)
Dirty-Dozen	12 menschliche Fehler, die häufig zu Ereignissen, Zwischenfällen oder Unfällen führen
Distress	Negativer Stress, körperliche Anstrengung, psychische Einschränkungen
DIVI	Deutsche interdisziplinäre Vereinigung für Intensiv- und Notfallmedizin
DOPE	Abkürzung für Disconnection / Oxygenation / Perfusion / Equipment Zur Identifizierung potentieller Ursachen einer Beatmungsproblematik
Doppel-Check	Doppelkontrolle zum Abgleich einer Wahrnehmung (siehe auch 4-Augen-Prinzip)

E

EASA	Europäische Agebtur für Flugsicherheit (Folgeorganisation der JAA)
Eisbergmodell	Modell zur Darstellung von Fehlerereignissen, abgleitet aus dem Modell von H.W. Heinrich
EKG	Elektrokardiogramm

Empfänger	Empfänger einer Information
ERC	European Resucitation Council (Europäischer Rat zur Wiederbelebung)
Eustress	Positiver Stress, hohes Aktivitätsniveau, höhere Aufmerksamkeit, Kreativität
Event	Ereignis mit gar keinen oder nur geringgradigen Folgen

F

Fatigue	(Chronische) Erschöpfung, Müdigkeit, physische Schwäche
Fehlerdynamik	Fehlerentwicklung (siehe auch: „Schweizer-Käse-Modell")
Fixierungsfehler	Auch „Tunnelblick". Phase der kognitiven Wahrnehmungseinschränkung Fixierung auf einen willkürlichen Fokus, irrationale Reaktion unter hohem Stress
FORDEC	Abkürzung für: Fakt/Options/Risks/Decision/Execution/Control Modell zur strukturierten Entscheidungsfindung

H

Hands-off*	Strategie zur Aufgabentrennung innerhalb komplexer Situationen (Trennung zwischen Organisation und Maßnahmen)
Heuristik	Entscheidungsansatz. Abruf einer mental verfügbaren Musterlösung (Dabei wird eine neue Situation mit Erinnerungen/Erfahrungen abgeglichen)
HFE	Human Factor Engineering: Konstruktion von Hardware und Software unter Berücksichtigung menschlicher Wahrnehmung und Bedienung
Hiob	auch „Hiobsbotschaft": Synonym für „schlechte Nachrichten" (Don´t shoot the messanger)
Hierachiegradient	Verhältnis einzelner Positionen innerhalb einer Hierarchie (Flach oder Steil) (z. B. Pilot/Co-Pilot, Assistenzarzt/Oberarzt, siehe: Autoritätsgefälle)
HRO	High-Reliability-Organisation: Organisationen, die sich ihrer Komplexität und Fehleranfälligkeit bewusst sind und über eine hochentwickelte Fehler- und Sicherheitskultur verfügen.
High-Risk Environment	Hochrisiko-Umgebung. Meist komplexe Arbeitsbereiche mit hoher Dynamik und großem Risikopotential

I

Impulsiv	Spontane, oft vorschnelle Schlussfolgerung und Handlungsweise (siehe auch Intuitiv)
Incident	Ereignis mit Gefährdungspotential

Individual Focus	Individueller Blickwinkel/Ausschnitt aus der Realität (Individualwahrnehmung)
Initialphase	Erste Phase einer kritischen Situation. Hohe Dynamik, kaum Informationen. Reizflutung
Intuitiv	Emotionaler Entscheidungsprozess ohne rationale Analyse möglicher Alternativen
ITH	Intensivtransporthubschrauber
ITLS®	Abkürzung für International Trauma Life Support. Strukturierte Traumaversorgung
ITW	Intensivtransportwagen
Irrtum	Fehler in Folge eines Denkfehlers oder Ausrutschers (innerhalb einer Routinehandlung)

J

JAA	Joint Aviation Authorities, Konsortium ziviler Luftfahrtbehörden (aufgelöst 2009)
JAR-OPS	Joint Aviation Requirements, Reglement der JAA (EASA) zum sicheren Luftfahrtbetrieb
Juristische Verantwortung	Individuelle Verantwortung jedes Teammitgliedes, abhängig von Position und Kompetenz (Wer Fehler verursacht, wahrnimmt oder schweigt, ist juristisch sehr individuell haftbar)
Just-Culture	Fehlerkultur der Fehlerakzeptanz, Fehlereinsicht und Fehlertransparenz

K

Kontrollphase	Dritte Phase einer kritischen Situation. Durch den Informationszuwachs können sichere Entscheidungen getroffen werden, erste Maßnahmen wirken. Die Dynamik sinkt.
Laissez-faire	Lockerer Führungsstil (Einfach „machen lassen")
LaMa	Abkürzung für „Larynxmaske" (Beatmungsmaske)
LNA	Leitender Notarzt (Medizinische Einsatzleitung in Großschadenslagen)
Lorenz, Konrad	Österreichischer Verhaltensforscher und Ethnologe (*1903-†1989)

M

ManV	Massenanfall von Verletzten (Grossschadenslage)
MCC	Multi-Crew-Kooperation: ähnlich des CRM mit einem Schwerpunkt auf Kooperation im Team
Mediator	Vermittler (in Konfliktsituationen)
Mental Circuit	Mentale Abkürzung/Vereinfachung
Mental Model	Gedankenmodell, gedankliche Vorstellung. Siehe auch: shared mental model

Mentaler Spike	Leitsatz oder Leitlinie, die mental fest verankert wurde und auch unter Stress abrufbar ist (FORDEC, ABCDE-Algorithmus, „Treat first what kills first", „If in doupt, take it out")
Miller`sche Zahl	7 (+/-2) Informationen können gleichzeitig im Kurzzeitgedächtnis (15 Sek.) gespeichert werden.
Moralische Verantwortung	Identische Verantwortung jedes Teammitgliedes, unabhängig von Position und Kompetenz (Wer Fehler verursacht, wahrnimmt oder schweigt, ist moralisch für die Folgen verantwortlich)
M&M-Konferenz	Morbiditäts- und Mortalitätskonferenz: interdisziplinäre Fallanalyse (Fehlermanagement)
MRM	Maintenance-Resource-Management: CRM-Variante für techn. Instandhaltung Maritime-Resource-Management (auch „Bridgemanagement"): CRM-Variante auf See
Multitasking	Mehrere Massnahmen, die gleichzeitig durchgeführt werden (siehe auch „Workload")

N

Near miss	Beinahe-Fehler: ein Unfall oder Zwischenfall wurde nur knapp verhindert
Nonverbal	nichtsprachliche Kommunikation (Gestik, Mimik)
NEF	Notarzt-Einsatz-Fahrzeug

O

Objektive Realität	Die tatsächliche, vollständige Realität (Im Gegensatz zur wahrgenommenen subjektiven Realität)
OrgL	Organisatorischer Leiter (Rettungsdienstliche Einsatzleitung in Großschadenslagen)
Orientierungsphase	Zweite Phase einer kritischen Situation. Einschätzung und kognitive Verarbeitung der Wahrnehmung, erste Entscheidungsprozesse

P

Paraverbal	Tonfall/Unterton innerhalb verbaler Kommunikation
Performance	(Menschliche) Leistung im Hinblick auf das Gesamtergebnis
PHTLS®	Abkürzung für Prehospital Trauma Life Support. Strukturierte präklinische Traumaversorgung
Poka Yokes	Technische Bedingungen, die unglückliche oder dumme Fehler verhindern
PSS	Problem-Solving-Strategy. Strategien zur Problemlösung
PSU	Psychosoziale Unterstützung (Notfallbegleitung)

PTBS	Posttraumatische Belastungsstörung
PTSS	Posttraumatisches Stresssyndrom

Q

QM	Qualitätsmanagement: Einheitliche/standardisierte Handlungsabläufe zur Qualitätssteigerung

R

Read-Back	Wiederholung einer Information zur Bestätigung des Empfangs (siehe auch 4-Augen-Prinzip)
Red-Rules	Unverletzliche Regeln, deren Nichteinhaltung/Verletzung zum sofortigen Prozessabbruch führt (z. B. Bed-Site-Test vor Bluttransfusionen)
Re-Evaluation	Erneute Beurteilung einer Situation
RM	Risikomanagement: systematische Identifikation, Analyse, und Überwachung von Risiken
Rückkopplung	Verbale oder nonverbale Rückmeldung zur Empfangsbestätigung einer Information
RTW	Rettungs-Transport-Wagen
RTH	Rettungs-Transport-Hubschrauber

S

Safety culture	Sicherheitskultur: Arbeitsumgebung, in der Sicherheit einen hohen Stellenwert genießt
Schockraum	Versorgungsraum für Schwerverletzte innerhalb einer Notaufnahme
Self-Complacency	Selbstgefälligkeit, oft die Grundlage für Selbstüberschätzung/riskantes Verhalten
Sender	Absender einer Information
Shared Focus	Der von allen Teammitgliedern gemeinsam wahrgenommene Ausschnitt der Realität
Shared mental model	Gemeinsames Gedankenmodell, identische Wahrnehmung. Idealzustand
Simulation	Ausbildung und Training unter möglichst realitätsnahen Arbeitsbedingungen
Simulationsartefakt	Unrealistische Elemente oder Störungen innerhalb eines Simulationstrainings (Gefährdung der Simulationsebene)
Simulationsebene	Phase innerhalb eines Simulationstrainings, in der die Teilnehmer Entscheidungen und Maßnahmen in einer möglichst realitätsnahen Umgebung durchführen und diese zumindest zeitweise auch als Realität annehmen.

Slip	Versehen oder Ausrutscher: Fehlverhalten innerhalb einer Routinehandlung
SMS	Sicherheitsmanagementsystem: ein (u. a. in der Luftfahrt fest etabliertes) System zur übergeordneten Risikominimierung durch Analyse, Ausbildung und Training
SOP	Standard Operating Procedure: Definierte/Standardisierte Abläufe
Stabilisierungsphase	Vierte Phase kritischer Situationen, geprägt von maximalen Informationen, geringer Dynamik
Step-back	„Schritt zurück“: Technik zur Wiederherstellung des Gesamtüberblicks
Stressor	Äußere oder innere Reiz-Ereignisse, die eine adaptive Körperreaktion verursachen In der Folge wird meist das sympathische System aktiviert und das Aktivitätsniveau erhöht
Subjektive Realität	Persönliche Wahrnehmung der Realität (als kleiner Ausschnitt der objektiven Realität)
Schweizer-Käse-Modell	Modell zur Fehlerentstehung und Fehlerdynamik von James Reason
Systemfehler	Multifaktorieller Fehler, der erst innerhalb eines komplexen Systems ermöglicht wurde
	Unterbrechung innerhalb eines Teamprozesses (oft zum Abgleich von Informationen)
T	
Translokation	Übertragung von Know-How aus einer Branche in eine anderen. (Luftfahrt > Medizin)
Trigger	Auslösender Faktor (Als Fehlertrigger wird z. B. das fehlerverursachende Ereignis bezeichnet)
TRM	Team-Resource-Management (Optimale Nutzung aller Ressourcen eines Teams)
TraumaManagement®	Strukturierte Traumaversorgung (ähnlich wie ATLS®, ITLS® oder PHTLS®)
U	
UE	Unerwünschtes Ereignis (z. B. unerwartete medikamentöse Nebenwirkung)
Unfall	Schwerste Ereignisstufe mit dauerhaften Folgen oder Tod des Patienten (Severe Incident)
Unsichere Handlung	Risikobehaftete Massnahme, im weiteren Verlauf oft ein Fehlertrigger (siehe Trigger)
V	
Verbal	Kommunikation durch Sprache
Veto	Einwand, Einspruch (hinsichtlich getroffener Äußerungen oder Maßnahmen)
Veto-Kompetenz	Fähigkeit, Bedenken und Einwände im Sinne der Patientensicherheit klar zu äußern Faktoren: Fachliches Know-How, Standing/Teamposition, stabile extrovertierte Persönlichkeit

Glossar

Violation	Zuwiderhandlung. Fehlverhalten aufgrund einer Missachtung bestehender Regeln (VoR)
VoR	Violation of Rules (siehe Violation)
VUE	Vermeidbares unerwünschtes Ereignis (= Vermeidbare Nebenwirkung)

W

Watzlawick, Paul	Österreichischer Kommunikationswissenschaftler, Psychoanalytiker, Soziologe (*1921-†2007)
Workload	Anteil der situativen Arbeitsbelastung (Multitask-Anforderungen an ein Teammitglied)

U

Übersprungshandlung	Verhaltensmuster aus der Instinkttheorie (Lorenz). Irrationale Handlung aufgrund eines Konfliktes zweier Instinkte

Y

Yerkes-Dodson-Gesetz	beschreibt die kognitive Leistungsfähigkeit in unterschiedlichen Umständen

Z

ZVK	Zentraler Venenkatheter
Zwischenfall	schwerwiegendes Ereignis ohne negative Folgen: Near-miss Schwerwiegendes Ereignis mit negativen Folgen: Adverse event oder Critical Incident

1-2-3

3B-Konzept®	Berichten, Bearbeiten, Beheben: Konzept zum Fehlermanagement (MH Hannover)
4-Augen-Prinzip	Teamvorteil: Vier Augen sehen mehr als Zwei. Abgleich von Informationen
5-P-Regel	Proper Preperation prevents poor performance (Gute Vorbereitung verhindert schlechte Leistungen)
10 Sek. für 10 Min.	Strategie im Entscheidungsprozess: Reduktion der Initialdynamik

Hinweise/Empfehlungen:

Infobox

Mehr über uns?

FaktorMens.ch
(Webseite)

FaktorMensch
(Facebook)

FaktorMensch
(YouTube-Kanal)

Info-Broschüre

Hinweise und Empfehlungen:

Internet:
www.aktionsbuendnispatientensicherheit.de
www.smedex.de (E-Learning)
www.traumamanagement.net

Bücher:
www.plattform-ev.de und der Verlag für Polizeiwissenschaft
Kommunikation in kritischen Situationen (G. Hofinger)
Entscheiden in kritischen Situationen (S. Strohschneider)
Sicheres Handeln lernen – Kompetenzen und Kultur entwickeln (P. Mistele und U. Bargstedt)
Notfallmanagement (M. St. Pierre, G. Hofinger, C. Buerschaper; Springer-Verlag)
Human Factors (P. Badke-Schaub, G. Hofinger, K. Lauche; Springer-Verlag)
Die Kunst des Misslingens (Dietrich Dörner; rororo-Verlag)
Fokus Patientensicherheit (Robert M. Wachter; ABW Wissenschaftsverlag)

Sie möchten uns persönlich kennenlernen? Hier unsere Kursformate:

Kurzvortrag "FaktorMensch" (Dauer: ca. 2x 45 min)
Überblick und Vermittlung von Grundlagen.

Wir lernen uns erst mal kennen: Kurzvortrag (2 x 45min)
In unserem Kurzvortrag geben wir einen kleinen Überblick über menschliche Verhaltensmuster unter hohem Stress. Neben Kommunikation, Teamführung, Entscheidungsprozessen und unserer situativen Wahrnehmung sprechen wir über Leistungspotentiale und die Möglichkeiten einer gelebten Risiko-, Sicherheits- und Fehlerkultur. Dazu bieten wir praxistaugliche Tipps und Maßnahmen, um auch in kritischen Situationen handlungsfähig zu bleiben.

Tagesseminar "FaktorMensch" (Dauer: ca. 8x 45 min)
Wahlweise mit den Schwerpunkten *Rettungsdienst* oder *Medizin*.

Unsere Empfehlung: Tagesseminar (8 x 45min)
Das Tagesseminar bietet einen umfangreichen Einblick in die Kapitel „Ich und das Team", „Führen und Leiten", „Kommunikation", „Entscheidungsprozesse", „Situative Wahrnehmung", „Stress und Performance" sowie „Risiko- und Fehlerkultur." Neben theoretischen Inhalten vermitteln wir in Videosequenzen und praktischen Übungen zahlreiche Werkzeuge, um Leistung auch in komplexen und hochdynamischen Situationen aufrecht halten zu können.
Diese Kenntnisse werden sich unmittelbar auf die Arbeitsqualität und die Risiko- bzw. Fehlerkultur ihrer Mitarbeiter/innen auswirken und damit einen positiven Einfluss auf die Patientensicherheit haben.

Blöd gelaufen - aus Fehlern lernen! (Dauer: ca. 2x 45 min)
Strukturierte Analyse und Diskussion von Zwischenfällen.

Blöd gelaufen – aus Fehlern lernen (3 x 45min)
Die Veranstaltung „Blöd gelaufen – aus Fehlern lernen" ist eine strukturierte Zwischenfalldiskussion, in der wir wahlweise eigene Kasuistiken vorstellen und gemeinsam analysieren oder aber Fallberichte aus Ihrem Arbeitsumfeld aufgreifen. Mit Hilfe unserer „FaktorMensch-Matrix" bearbeiten unsere Dozenten die entsprechenden Fallberichte gemeinsam mit Ihrem Team strukturiert und wertungsneutral. Ziel ist eine Kompetenzvermittlung zur Entstehung und Prävention kritischer Situationen und unerwünschter Ereignisse. Wir unterstützen dabei die Idee des lernenden Teams.

Außerdem:
- Begleitung von präklinischen und medizinischen Simulationsprojekten (Beratung und FaktorMensch-Debriefing)
- Risikoberatung für Rettungsdienste und Kliniken

Fragebogen zur Selbsteinschätzung

Faktor Mensch®
Sicheres Handeln in kritischen Situationen

Dieser Bogen soll Ihnen helfen, eigene Charaktereigenschaften, Stärken und Schwächen aufzuzeigen. Beantworten Sie die Fragen in einer ruhigen Minute alleine und so ehrlich wie möglich. Nutzen Sie die Fragen um über ihre Verhaltensweisen und typischen bzw. häufigen Reaktionen in angespannten Situationen nachzudenken.

Denken Sie bei der Beantwortung der Fragen an zurückliegende Ereignisse oder Situationen, die Sie an ihre Grenzen geführt haben. Mehrfachnennungen sind selbstverständlich möglich. Schauen Sie sich Ihre Antworten nach einigen Tagen noch mal an und versuchen Sie, an ihren Schwächen zu arbeiten.

Tipp: Bitten Sie einen vertrauten Kollegen/in, diesen Bogen so auszufüllen, wie er Sie einschätzt. So können Sie zwischen *Selbstwahrnehmung* und *Fremdwahrnehmung* vergleichen.

Kreuzen Sie auf dem Prozentstrahl an:

Meine **fachliche** Qualifikation liegt bei 0% ------ 50% ------ 100%

Meine **manuelle** Geschicklichkeit liegt bei 0% ------ 50% ------ 100%

Meine **Kommunikationsfähigkeit** liegt bei 0% ------ 50% ------ 100%

Meine **Führungskompetenz** liegt bei 0% ------ 50% ------ 100%

Meine **Kritikfähigkeit** liegt bei 0% ------ 50% ------ 100%

Meine Persönlichkeit würde ich am ehesten beschreiben als:

☐ stabil/interessiert/gelassen ☐ instabil/launisch/empfindlich ☐ extrovertiert/aktiv ☐ introvertiert/passiv

Folgende Faktoren schränken mich häufig oder schnell ein:

☐ Müdigkeit ☐ Krankheit/Schmerzen ☐ Medikamente/Alkohol/Drogen ☐ psychische Belastungen
☐ finanzielle Sorgen ☐ private Konflikte ☐ berufliche Konflikte

Auf Stress reagiere ich meistens:

☐ ruhig und/oder gelassen ☐ hektisch ☐ gereizt/impulsiv ☐ aggressiv und/oder cholerisch

Unter Stress kommuniziere ich meistens:

☐ wie immer ☐ hektisch und fehlerhaft ☐ dominant und laut ☐ gar nicht oder deutlich reduziert

Wenn meine Ressourcen verbraucht sind,

☐ merkt man mir das deutlich an ☐ will ich meine Ruhe ☐ werde ich aggressiv ☐ bitte ich um Hilfe

Wenn ich schlecht gelaunt bin oder mich körperlich nicht fit fühle bzw. sehr müde bin, reagiere ich meistens:

☐ gleichgültig ☐ ruhig und passiv ☐ subtil und ironisch ☐ unbeherrscht und aggressiv

Meinen Führungsstil würde ich meist so beschreiben:

☐ Ich bin eine aktive Führungspersönlichkeit ☐ Ich bin eher ein passiver „Follower“ ☐ Kooperativ ☐ Dominant

Manchmal bin ich ein:

☐ Einzelkämpfer ☐ Chaot ☐ Angeber/Macho ☐ Nörgler ☐ Angsthase ☐ Choleriker

Fehler:

☐ sind mir unangenehm ☐ kann ich mir gegenüber eingestehen ☐ kann ich anderen gegenüber eingestehen

Kritik:

☐ ist mir unangenehm ☐ prallt an mir ab ☐ ist mir wichtig ☐ kann ich besser austeilen als einstecken